ENTGIFTEN
leicht gemacht

100% RECYCLINGPAPIER

Peter Jennrich
Entgiften leicht gemacht
Lektorat: Dana Haralambie

info@j-kamphausen.de

Umschlaggestaltung, Innenlayout:
Sabine Schiche, ad department, Bielefeld
Fotos Titel: Shutterstock
Druck & Verarbeitung:
Westermann Druck, Zwickau

www. weltinnenraum.de

2. Auflage 2014

Bibliografische Information der Deutschen Nationalbibliothek

Die Deutsche Nationalbibliothek verzeichnet diese
Publikation in der Deutschen Nationalbibliografie;
detaillierte bibliografische Daten sind im Internet
über **http://dnb.d-nb.de** abrufbar.

Print ISBN 978-3-89901-788-5
E-Book ISBN 978-3-89901-798-4

Dieses Buch wurde auf 100% Altpapier gedruckt und ist alterungsbeständig.
Weitere Informationen hierzu finden Sie unter www.weltinnenraum.de

Peter Jennrich

ENTGIFTEN
leicht gemacht

AURUM

Peter Jennrich

Haftungsausschluss

Das Buch dient der Information und Wissensvermittlung. Die Hinweise in diesem Buch sind sorgfältig geprüft. Sie ersetzen jedoch keine medizinische Diagnose und Therapie. Das Buch soll auch niemanden davon abhalten, zum Arzt seines Vertrauens zu gehen und sich einer notwendigen medizinischen Behandlung zu unterziehen. Alle Angaben in diesem Buch erfolgen ohne jegliche Gewährleistung oder Garantie von Seiten des Autors oder des Verlages. Eine Haftung des Autors und des Verlages für Personen-, Sach- und Vermögensschäden ist ausgeschlossen.

Anschrift des Verfassers:

Peter Jennrich
Facharzt für Allgemeinmedizin
Naturheilverfahren

Direktor des International Board of Clinical Metal Toxicology
Wissenschaftlicher Berater der Deutschen Ärztegesellschaft für klinische Metalltoxikologie

Praxisklinik:

Marienstraße 1
97070 Würzburg
0931-3292207

www.tierversuchsfreie-medizin.de

ZUM GEBRAUCH DIESES BUCHES

Dieses Buch ist voller Ideen und Anregungen, die Sie ermuntern sollen, selbst für Ihre Gesundheit aktiv zu werden. In der Naturheilkunde achtet man auf eine individuelle Behandlung, die die Reaktionsfähigkeit und die Veranlagungen des Menschen berücksichtigt. Aus genau diesem Grund gibt es in diesem Buch keine Empfehlungen, die für alle Menschen in gleichem Maße gelten. Vielmehr geht es in diesem Ratgeber darum, durch die verschiedenen Anregungen den Sinn und das Interesse für Pflanzen, Kräuter und weitere gesundheitsfördernde „Rezepte" anzuregen.

Aus dem Naturreich können wir lernen, dass das Wissen darum, was gut oder schlecht für die eigene Gesundheit ist, in den Lebewesen selbst steckt. In der Medizin hat sich daraus die Erfahrungsheilkunde entwickelt. Leider ist der Instinkt vieler Menschen für das, was für sie nützlich oder schädlich ist, oftmals kaum aktiv. Dies lässt sich vor allem dadurch erklären, dass uns durch die Werbung immer wieder vermittelt wird, durch Zucker, Süßstoffe und Geschmacksverstärker veränderte Nahrung und nicht zuletzt Genussgifte wie Alkohol und Tabak seien schmackhaft und gut für uns.

Haben Sie schon mal ein frisches Blatt Zitronenmelisse gekaut, sich mit Lavendelblütenöl behandelt, eine Kirschkur oder eine Traubenkur durchgeführt? Nein? Dann erwartet Sie eine große Auswahl neuer Sinneseindrücke, die zudem für ihre Gesundheit förderlich sind. Sie können mit dem beginnen, was Sie am meisten anspricht und Ihr Interesse weckt. Die folgenden Hinweise sind nur Anregungen, die Sie auf eigene Ideen bringen können:

- Überlegen Sie, was Sie während der Arbeitswoche am besten in Ihren Tagesablauf integrieren können, und fangen Sie mit dem an, was Ihnen vertraut ist (z. B. morgens nur Äpfel und anderes Obst essen; Trinkmenge erhöhen).
- Planen Sie am Wochenende oder am Feierabend ein wenig Zeit dafür ein, etwas Neues auszuprobieren (Bad mit ätherischen Ölen; Reflexzonenbehandlung, ein neuer Tee).
- Bauen Sie die neuen Erfahrungen in ihren Alltag ein.
- Ein Tag, an dem sie vorwiegend oder ausschließlich eine Sorte Obst oder Gemüse essen, ist gleichzeitig ein Tag, an dem Sie auf andere, gegebenenfalls schädliche Nahrungsmittel verzichten, immer unter der Voraussetzung, dass ihr Obst und Gemüse selbst nicht belastet ist.
- Wenn Sie wollen, erstellen Sie Ihren eigenen Entgiftungsplan, der es Ihnen erleichtert, sich um alle Entgiftungsorgane zu kümmern.
- Nehmen sie die Entgiftung ernst, aber nehmen Sie sie nicht zu wichtig. Wenn Sie nur mit sich selbst beschäftigt sind, wird das Ihr Leben auf Dauer nicht erfüllen. Der Sinn unseres Lebens ist es, etwas Positives für die Menschen, die Tiere und die Natur zu tun.

ENTGIFTEN – MUSS DAS SEIN ?

„Informieren und Vorbeugen schützt vor Krankheiten und deren Folgekosten."

(Motto der „Selbsthilfegruppe der Zahn-Material-Geschädigten – Ansbach")

Wer sich für eine gesunde Lebensweise und natürliche Gesundheitspflege interessiert, der stößt immer wieder auf das Thema „Entgiftung".

Obwohl die Ausscheidung von Giftstoffen und Schlacken in der Ganzheitsmedizin schon seit über 100 Jahren ein zentrales Thema ist, liest man mitunter auch ganz gegenteilige Auffassungen. So wird zuweilen behauptet, dass es gar keine Schlacken gibt und eine ausgewogene Ernährung mit Milch, Fisch und Fleisch zur Gesundheitserhaltung ausreicht. Da stellt sich so mancher Leser vielleicht zunächst die Frage: „Entgiftung – muss das wirklich sein?" Die Antwort lautet schlicht und einfach: „Nein, Entgiftung muss nicht sein!" Sie müssen sich auch nicht Ihre Zähne putzen, sich waschen, duschen oder baden. Auch Ihre Haare, Finger- und Zehennägel „müssen" nicht geschnitten werden. Das sind nur Äußerlichkeiten, die nicht unweigerlich krank machen, wenn man sie eine Zeit lang vernachlässigt. Werde ich gefragt, ob man sich wirklich entgiften „muss", antworte ich oft mit der Gegenfrage: „Putzen Sie regelmäßig Ihre Zähne?" Die Antwort ist in den allermeisten Fällen spontan und eindeutig, denn jeder weiß um den schützenden Effekt der Zahnpflege und den Nutzen gesunder Zähne. Doch was tun Sie für Ihre Leber, Ihre Nieren oder Ihren Darm? Putzen und pflegen Sie diese lebenswichtigen Organe ähnlich wie Ihre Zähne?

Inzwischen ist unbestritten, dass die zunehmende Umweltbelastung mit Schwermetallen, Chemikalien und radioaktiver Strahlung eine Hauptrolle bei der Entstehung von Krebserkrankungen, Allergien, Durchblutungsstörungen und anderen Zivilisationskrankheiten spielt.

Wie viele Schadstoffe ein Mensch aufnimmt, wie viele er wieder ausscheidet und welche Schäden Schwermetalle und Chemikalien im Körper anrichten können, ist von vielen Faktoren abhängig. Dennoch, durch einen friedvollen Umgang mit der Umwelt, mit Mensch und Tier und durch aktive Maßnahmen der Gesundheitsförderung können Sie sowohl für Ihre Entgiftung als auch für Ihre Gesundheitspflege viel tun.

Dieser kleine Ratgeber soll Ihnen dabei helfen. Er gibt Ihnen einen Einblick in die Schadstoff- und Schwermetallbelastung unserer Nahrung und zeigt auf, wie Sie durch eine bewusste Ernährung, beispielsweise durch die Anwendung von Heilpflanzen, die Zubereitung verschiedener Sorten Heilessig, mit Hilfe von ätherischen Ölen und Schüßler-Salzen und durch die Selbstbehandlung von Reflexzonen Ihre Entgiftungsorgane pflegen und unterstützen können. Er ist als Hilfe zur Selbsthilfe gedacht und voller Anregungen, so können Sie entsprechend Ihrer Veranlagungen und Neigungen fündig und aktiv werden.

Ich wünsche Ihnen viel Freude und gutes Gelingen bei dem Vorhaben, die Wohnung ihrer Seele gesund zu halten.

ERNÄHREN SIE SICH GESUND ?

Glauben Sie, dass Sie sich gesund ernähren? Vielleicht nicht hundertprozentig, man will ja schließlich auch noch etwas „vom Leben haben". Viele Menschen wissen um die Bedeutung einer gesunden Ernährung und sind darum bestrebt, diese in ihrem täglichem Leben für sich und für ihre Familie so gut wie möglich in die Tat umzusetzen. Doch was gesund und was auf Dauer von Nachteil für die Gesundheit ist, wird oft ganz unterschiedlich bewertet.

So weichen leider auch die Empfehlungen der Experten zuweilen deutlich voneinander ab. Während man beispielsweise oft zu hören bekommt, Fisch sei gesund für Herz und Blutgefäße, gibt es auf der anderen Seite ernstzunehmende Warnungen internationaler Wissenschaftler davor, Fisch zu essen. Anhand groß angelegter Studien konnte nachgewiesen werden, dass die Quecksilberbelastung von Fischen durchschnittlich so hoch ist, dass daraus ein erhöhtes Herz-Kreislauf-Risiko für Fischesser entstehen kann.

Quecksilber kann nach Erkenntnissen der Forscher nicht nur zu hohem Blutdruck und Gefäßverkalkung führen, sondern kann als Nervengift auch das Immunsystem schädigen. Der aufgeklärte Verbraucher weiß inzwischen, dass Schwermetalle in Nahrungsmitteln vorkommen und auf Dauer zur Gefahr für die Gesundheit werden können. Mineralwasser, Fisch, Hühnereier, Geflügel, Gemüse aus Gülledüngung, Wildfleisch und viele andere Lebensmittel gelten als Risiko in Bezug auf ihre Schwermetallbelastung. Weitgehend unbekannt ist hingegen das gesamte Ausmaß der Schwermetallbelastung von Lebensmitteln. Doch auch hierüber gibt es Untersuchungen, die zumindest einen Einblick in die Problematik geben können. In den

Jahren 1995 bis 2002 wurden insgesamt über 28000 Lebensmittelproben vom Bundesamt für Verbraucherschutz und Lebensmittelsicherheit hinsichtlich ihres Blei-, Cadmium- und Quecksilbergehaltes untersucht. Das Ergebnis ist erschreckend: nur 7,9% der Lebensmittelproben wiesen keine messbaren Belastungen auf. Die restlichen 92,1%, also fast 26000 Stichproben, waren mit Schwermetallen kontaminiert. Zwar zeigte sich bei einigen Lebensmitteln wie Honig, Getreide (Roggen, Weizen), Erbsen und verschiedenen Blattsalaten im Zeitraum von 1997 bis 2007 eine deutliche Tendenz zur Verringerung der Gehalte an Cadmium und Blei, aber auch im Lebensmittelmonitoring des Bundesamtes für Verbraucherschutz und Lebensmittelsicherheit (BVL) aus dem Jahr 2011 finden sich in der überwiegenden Mehrzahl der untersuchten Lebensmittel Aluminium, Arsen, Blei, Kupfer, Nickel oder Quecksilber. Nicht selten sind die Lebensmittel mit mehreren Metallen gleichzeitig belastet.

Der Großteil der Lebensmittel weist Belastungen mit potentiell giftigen Metallen auf.

Die Frage lautet also nicht, ob, sondern wie viele Schwermetalle wir täglich zu uns nehmen. Die Fähigkeit, die aufgenommenen Schwermetalle wieder auszuscheiden, hängt von vielen verschiedenen Faktoren ab. Einen Großteil davon können wir selbst positiv beeinflussen. Durch eine gezielte Ernährung können wir viel zur Verringerung unserer persönlichen Belastung durch die Umwelt beitragen. Es gibt verschiedene Untersuchungen, die zeigen, dass die Entgiftung des Körpers von Blei, Quecksilber, Cadmium und anderen Schwermetallen durch Nahrungsmittel wie Hafer, Buchweizen, Reis, Hirse, Knoblauch und Perlgraupen positiv unterstützt werden kann. Dieser Ratgeber wird Ihnen auch dabei helfen, durch eine gezielte Ernährung, durch die Kraft der Pflanzenheilkunde und mit Hilfe einfacher homöopathischer Mittel selbst gegen den Giftcocktail, der uns täglich mit der Nahrung zugemutet wird, aktiv zu werden. Am Beispiel der Empfehlungen zum Fischessen wurde bereits deutlich, dass es so einige Dinge gibt, die man in fast jeder Zeitung lesen kann und die scheinbar zum Allgemeinwissen gehören, die aber nicht der ganzen Wahrheit entsprechen. So hört und liest man auch fast täglich, dass Fleisch „ein Stück Lebenskraft“ sein soll und dass Milch gut sei zum Schutz vor Osteoporose. Diese Ernährungsregeln hat man meist schon so oft gehört, dass sie in „Fleisch und Blut“ übergegangen und im Unterbewusstsein abgespeichert sind. Da haben gegenteilige Meldungen nur wenig Chancen. Sicher hat man zwar auch schon einmal gehört, dass Fleischessen das Krebsrisiko erhöht und das Milch Allergien auslösen kann, aber viel zu selten werden diese Warnungen ernst genug genommen, um eine nachhaltige Veränderung des Konsumverhaltens nach sich zu ziehen. Dies verzerrt die Wahrnehmung zu Ungunsten der berechtigten Warnungen. Dadurch wird es für den Verbraucher schwierig, die bestehenden Möglichkeiten, ernährungsbedingte Krankheiten zu vermeiden, ausreichend zu nutzen. Im Anhang finden Sie ausführliche Informationen, die die Gesundheitsrisiken des Fleisch- und Milchkonsums aufzeigen.

SCHWERMETALLE IN DER NAHRUNG

Metalle finden sich nicht nur als Verunreinigungen in den meisten Lebensmitteln, sie werden den Nahrungsmitteln auch bewusst als Farbstoffe, Stabilisatoren, Backtriebmittel und Trennmittel zugeführt.

Lebensmittelzusatzstoffe

Als Lebensmittelzusatzstoffe werden unterschiedliche Substanzgruppen bezeichnet, die das Aussehen von Nahrungsmitteln verbessern, ihre Haltbarkeit verlängern und das Aroma sowie den Geschmack beeinflussen sollen. Sie müssen als sogenannte „E-Nummern“ auf den Lebensmitteln, denen sie zugefügt wurden, gekennzeichnet sein. Niemand übernimmt die endgültige Garantie dafür, dass, trotz der vorgeschriebenen Tests und Kontrollen, alle erlaubten

Zusatzstoffe völlig unbedenklich sind. Dies gilt auch für die Metallverbindungen, die als Lebensmittelzusatzstoffe verwendet werden, und wer sich etwas eingehender mit dem Thema befasst, wird bald auf einige Widersprüche stoßen. Hinsichtlich gesundheitlicher Risiken durch Lebensmittelzusatzstoffe unterscheiden sich die Einschätzungen der Ernährungswissenschaftler deutlich. In manchen Büchern finden sich Warnhinweise vor allergischen Reaktionen und spezielle Warnungen für Asthmatiker und Allergiker, in anderen Büchern hingegen werden die gleichen Zusatzstoffe als unbedenklich eingestuft. Noch gravierender sind die unterschiedlichen Aussagen über die Aufnahme der Zusatzstoffe in den Organismus. So wird immer wieder betont, dass die Lebensmittelzusatzstoffe bei einer intakten Darmschleimhaut nicht aufgenommen werden und deswegen unbedenklich seien. Dagegen konnten englische Wissenschaftler bereits 1996 nachweisen, dass metallhaltige Lebensmittelzusatzstoffe vom Körper durch die Darmschleimhaut hindurch aufgenommen werden können. In bestimmten Abwehrzellen innerhalb des Darmimmunsystems fand man Titandioxid und Aluminiumsilicate, die als Lebensmittelzusatzstoffe zugelassen sind. Die folgende Liste von metallhaltigen Lebensmittelzusatzstoffen soll Ihnen dabei helfen, eine unnötige Metallzufuhr zu vermeiden und Ihre Nahrung in Zukunft bewusst unter diesen Gesichtspunkten auszuwählen.

Aluminium

E 173 Aluminium wird als silberner Farbstoff für die Oberfläche von Dragées und Süßwaren verwendet und kann allergische Reaktionen auslösen.
E 520 Aluminiumsulfat
E 521 Aluminiumnatriumsulfat
E 522 Aluminiumkaliumsulfat (Alaun)
E 523 Aluminiumammoniumsulfat
E 520–523 werden als Festigungsmittel zum Beispiel für kandiertes, kristallisiertes und glasiertes Obst und Gemüse verwendet. E 520 wird auch als Säureregulator benutzt. Bei all diesen Aluminiumver-

bindungen ist eine allergische Reaktion möglich, weshalb Allergiker und Asthmatiker besonders vorsichtig sein sollten. Auch eine Aluminiumbelastung des Körpers durch Aufnahme der Aluminiumverbindungen ist möglich.

E 541 Saures Natriumaluminiumphosphat dient als künstliches Backtriebmittel zum Beispiel in Fertigkuchenmehl. Auch durch E 541 ist eine allergische Reaktion sowie eine Aluminiumbelastung des Körpers möglich.

E 554 Natriumaluminiumsilikat

E 555 Kaliumaluminiumsilikat

E 556 Calciumaluminiumsilikat

E 554–556 finden als Trennmittel Verwendung in Süßwaren und Kaugummi (E 554), für Kochsalz, Nährstoffzusätze, Zuckerarten und Trockenlebensmittel (E 555, 556).

E 559 Aluminiumsilikat (Kaolin) wird als Trägerstoff für Lebensmittelfarbstoffe verwendet.

Kupfer

E 141 Kupferkomplexe der Chlorophylle

Kupfer dient als Stabilisator für Chlorophyll, das als grüner Farbstoff in Likören, Kaugummi, Speiseeis und Süßwaren vorkommt. Allergische Reaktionen können ausgelöst werden, Allergiker und Asthmatiker sollten besonders wachsam sein.

Titan

E 171 Titandioxid ist als weißer Lebensmittelfarbstoff, beispielsweise als Überzug von Süßwaren, zu finden und gilt als unbedenklich. Darüber hinaus gibt es in vielen Medikamenten, Mineralpräparaten und verschiedenen Nahrungsergänzungsmitteln eine weiße Farbe.

Zinn

E 512 Zinn-2-Chlorid ist als künstliches Antioxidationsmittel nur für Konserven zugelassen.

Sonstige

E 558 Betonit bezeichnet Vulkangestein, das als Trennmittel eingesetzt wird und geringe Mengen Arsen und Blei beinhalten darf.

Es gilt also, bei einem gesundheitsbewussten Einkauf auch das Kleingedruckte auf den Etiketten zu lesen. Sicher kann man kaum immer alles vermeiden, zumal wenn man sich auf Reisen befindet oder auswärts isst. Dennoch lässt sich durch eine gezielte Auswahl der Lebensmittel ein Teil der täglichen Metallzufuhr reduzieren. Es gilt, keine Ängste aufzubauen und zu schüren, sondern eine nüchterne Analyse anzustellen, um für sich selbst zu prüfen, was man essen möchte. Mindestens 10–20% der unnötigen Metallaufnahme kann man in der Regel ohne große Einschränkungen schnell vermeiden. Das bedeutet mindestens 10–20% Pluspunkte für die Gesundheit, die man sonst einfach verschenken würde.

BLEI, QUECKSILBER, CADMIUM UND DAS PROBLEM MIT DEN GRENZWERTEN

„Schon seit 40 Jahren warnen unabhängige Toxikologen vor der toxischen Gesamtsituation, die gefährlicher ist, als naive Grenzwerte, Höchstmengen etc. vortäuschen."
(Prof. Otmar Wassermann, Toxikologe, 1989)

Zu den wichtigsten und für die Gesundheit kritischsten Schwermetallen, die in der Nahrung enthalten sind, zählen Blei, Cadmium und Quecksilber. Doch auch Kupfer, Eisen, Nickel, Aluminium und weitere Metalle können mit der täglichen Nahrung aufgenommen werden und zur Gesamtbelastung beitragen. Dabei ist das Vorkommen von Schwermetallen in der Nahrung als eine Folge der bestehenden Umweltverschmutzung zu verstehen. Oft und gerne wird dabei auf Grenzwerte verwiesen, die nur selten überschritten werden und dem Verbraucher das Gefühl von Sicherheit und Harmlosigkeit vermitteln sollen. Doch so einfach ist das nicht.

Die schädigenden Auswirkungen der Schwermetalle hat man für jede Substanz gesondert erforscht und daraufhin Grenzwerte für einzelne Metalle festgelegt. Doch was geschieht, wenn mehrere Metalle zusammentreffen und sich in ihrer Wirkung gegenseitig verstärken? Welche Auswirkungen hat das für den menschlichen Körper? Wo liegt dann der Grenzwert oder wo sollte er liegen? Wie viel Quecksilber, Blei und Cadmium darf einem Kind täglich zugemutet werden? Wie viele Schwermetalle verkraftet ein Mensch, der bereits krank ist?

Diese Fragen sind noch nicht abschließend geklärt, doch gibt es interessante Erkenntnisse, die zur Vorsicht ermahnen.

Die amerikanische Wissenschaftlerin Emily F. Madden hat sich intensiver mit den Wechselwirkungen verschiedener Metalle bei der Entstehung von Krebserkrankungen beschäftigt und kam zu dem Schluss, dass die gemeinsame Wirkung verschiedener Metalle größer sein kann als die Summe ihrer Einzelwirkungen. Das deutet auch darauf hin, dass die Wechselwirkung von mehreren Schwermetallen, die jedes für sich genommen im Normbereich liegt, zusammen vielleicht durchaus zur Entstehung von Krebs, Bluthochdruck, Gefäßverkalkungen, Allergien und Autoimmunerkrankungen führen kann. Bis dies endgültig geklärt ist, gilt es, die Belastung für den Verbraucher so gering wie möglich zu halten. Als „wirklich unbedenklich" sollte die Schwermetallbelastung eines Lebensmittels erst dann bezeichnet werden, wenn sich daraus auch bei regelmäßigem Verzehr und bei gleichzeitiger Zufuhr anderer Schwermetalle garantiert keine Gesundheitsschäden bei Kindern, Frauen, Männern, alten Menschen oder bereits kranken Menschen ergeben können.

Die gemeinsame Wirkung verschiedener Metalle kann größer sein als die Summe ihrer Einzelwirkungen.

Die momentane tägliche Schwermetallbelastung des Normalverbrauchers kann man hingegen in zwei Sätzen zusammenfassen:

1.) Eine akute Vergiftung mit einem Schwermetall ist selten.
2.) Eine chronische Belastung mit vielen verschiedenen Metallen ist die Regel.

Das bedeutet, dass die Belastung eines Nahrungsmittels mit einer hohen Menge nur eines Metalls die große Ausnahme ist. Gleichzeitig ist die tägliche Zufuhr niedrig dosierter Mengen von Arsen, Blei, Quecksilber, Cadmium, Nickel und weiteren Metallen die allgemeine Regel. So kam es bei dem Lebensmittel-Monitoring des Bundesamtes für Verbraucherschutz und Lebensmittelsicherheit von 1995 bis 2002 nur in 2,7% der untersuchten Lebensmittelproben zu einer Überschreitung der zulässigen Schwermetall-Höchstmenge. Gleichzeitig wurde aber bei fast 90% der Lebensmittelproben eine Belastung mit Quecksilber, Blei und Cadmium gemessen, die jedoch unter der erlaubten Höchstmenge lag. Auch im aktuellen Lebensmittelmonitoring des Bundesamtes für Verbraucherschutz und Lebensmittelsicherheit aus dem Jahr 2011 finden sich zwar nur in Einzelfällen Überschreitungen der Grenzwerte, doch in der überwiegenden Mehrzahl der untersuchten Lebensmittel finden sich Anreicherungen potentiell giftiger Metalle im Rahmen der zulässigen Höchstmengen.

Eine chronische Belastung mit vielen verschiedenen Metallen ist die Regel.

Inwieweit die Einhaltung der Grenzwerte und die erlaubte Schwermetallzufuhr in der Nahrung tatsächlich die Verbraucher schützen, ist umstritten. So sind beispielsweise amerikanische Spezialisten nach mehrfacher Senkung der Grenzwerte inzwischen der Ansicht, dass es keinen unbedenklichen Grenzwert für Blei im Blut von Kindern gibt.

Im aktuellen Monitoring-Handbuch vom November 2012 informiert das Bundesamt für Verbraucherschutz und Lebensmittelsicherheit über mindestens einzuhaltende Bestimmungsgrenzen für Lebensmittel tierischer Herkunft. Dementsprechend dürfen sowohl in Harzerkäse, Hühnereiern, Kalbfleisch, Kalbsleber, Hering, Heringsfilet, Nordseekrabbenfleisch als auch in Thunfischkonserven bis zu 3000 mg/kg Aluminium, 1000 mg/kg Kupfer, 40 mg/kg Arsen, 20mg/kg Blei, 10 mg/kg Quecksilber und 8 mg/kg Cadmium gleichzeitig enthalten sein.

Bei der Massentierhaltung werden einerseits so viele Abgase produziert, dass dadurch das Klima in größerem Maße geschädigt wird als durch die Autoabgase, andererseits entsteht Gülle, die als „natürlicher" Dünger auf die Felder gekippt wird und dadurch erheblich zur Schwermetallbelastung der Nahrung beiträgt. Dies geht aus einer Presseinformation des Umweltbundesamtes aus dem Jahr 2004 hervor. Unter dem Titel „Zu viele Schwermetalle in der Gülle" war zu lesen, dass durch die Gülle Kupfer, Blei, Cadmium, Chrom, Nickel und Zink auf die Felder und in die Nahrungskette gelangen.

Auf die Belastung von Fisch und Fischereierzeugnissen mit Quecksilber und die dadurch entstehende Gesundheitsgefahr wurde bereits hingewiesen. Dabei sollte man bedenken, dass Fischmehl auch als Futterzusatz in der Massentierhaltung eingesetzt wird. Dadurch können auch Hühnereier, Geflügel und Süßwasserfische mit Schwermetallen belastet werden.

Das Bundesministerium für Umwelt, Naturschutz und Reaktorsicherheit hat darauf aufmerksam gemacht, dass auch in bestimmten Nahrungsergänzungsmitteln durch die Belastung mit Schwermetallen die zulässigen Grenzwerte überschritten wurden. Besonders hingewiesen wird auf die Belastung von Algenpräparaten mit Cadmium und Blei sowie auf die Belastung von ayurvedischen Kräutern mit Blei und Quecksilber. Zum Schutz der Verbraucher müssen ab dem 1. Juli 2009 Nahrungsergänzungsmittel, deren Gehalt an Blei, Cadmium und Quecksilber die rechtlich verbindlichen EU-Höchstgehalte übersteigt, aus dem Verkehr genommen werden.

Nicht nur Schwermetalle, sondern auch Pestizide, Nitrat und Schimmelpilzgifte (Mykotoxine) kommen in der täglichen Nahrung vor. Leider werden aus Kostengründen nicht immer alle Lebensmittel auf alle Schadstoffe hin untersucht. Zwei von mehreren Möglichkeiten, sich kostenlos weiter zu informieren, sind der gemeinnützige Verein „foodwatch e. V." und das Bundesamt für Verbraucherschutz und Lebensmittelsicherheit.

Ohne Zweifel gibt es genügend Gründe dafür, die tägliche Menge an Schwermetallen in der Nahrung so gering wie möglich zu halten und die Entgiftung von aufgenommenen Schadstoffen gezielt zu unterstützen. Dieses Buch gibt Ihnen einen Einblick, welche Möglichkeiten Sie haben, im täglichen Leben ihre Entgiftungsorgane selbst aktiv zu unterstützen.

GRUNDLAGEN DER ENTGIFTUNG

Unser Körper ist ein Wunderwerk der Natur und ein Musterbeispiel für eine gemeinschaftliche aufbauende Zusammenarbeit vieler Einzelbausteine zum Wohl eines größeren Ganzen. Um über die Hautpflege und das Zähneputzen hinaus unseren Körper bei seiner Arbeit zu unterstützen, gibt es viele Möglichkeiten. Bei der Verringerung der Aufnahme von Schadstoffen und ihrer Entgiftung spielen folgende Organe und Organsysteme eine wichtige Rolle:

Darm – Ist die Darmschleimhaut intakt und die Barrierefunktion des Darmes in Ordnung, dann gelangen weniger Schwermetalle und andere Schadstoffe in den Körper.

Leber – Ist die Leber intakt und voll funktionsfähig, so kann sie selbst umfassende Stoffwechselgifte, Schwermetalle und Chemikalien entgiften, was die Gesamtgiftmenge des Körpers reduziert.

Lymphsystem – Die Gewebsflüssigkeit (Lymphe) sammelt Schlacken und Schadstoffe im Bindegewebe und leitet diese über den Hauptlymphgang in das Blut. Von dort können sie über die Nieren entgiftet werden.

Nieren – Sie scheiden Schwermetalle und Giftstoffe über den Urin aus und entlasten so das Blut, das Bindegewebe und die Organe.

Die gesamte Körperflüssigkeit fließt rund 10-mal pro Tag zur Kontrolle und Entgiftung durch die Nieren.

Welche Bedeutung unsere Entgiftungsorgane wirklich haben, wird am Beispiel der Nieren deutlich: Sie reinigen das Blut von Schad- und Giftstoffen, die aus dem Bindegewebe und aus den Organen stammen. Dabei fließt die gesamte Körperflüssigkeit rund 10-mal pro Tag zur Kontrolle und Entgiftung durch die Nieren.

Eine bewusste Ernährung, die Anwendung von Pflanzen, verschiedenen Heilessig-Sorten, ätherischen Ölen, Schüßler-Salzen und die Selbstbehandlung von Reflexzonen ermöglichen eine abwechslungsreiche und individuelle Vorbeugung.

Ähnlich wie das Zähneputzen den Gang zum Zahnarzt hinauszögern oder überflüssig machen kann, so sollen die Vorsorgemaßnahmen die Gesundheit der Entgiftungsorgane und des Körpers bewahren. Bei der Entgiftung kann es gelegentlich anfangs zu sogenannten Entgiftungsreaktionen kommen, die sich in Kopfschmerzen, Müdigkeit, Hautausschlägen o. Ä. äußern können. Dies können Reaktionen auf Schlacken und Giftstoffen sein, die aus dem Gewebe gelöst wurden, aber noch nicht ausgeschieden werden konnten, weil zum Beispiel die Trinkmenge für die anfallende Schlackenmenge nicht ausreicht. Tritt dies auf, so empfiehlt es sich, mit den Entgiftungsmaßnahmen zu pausieren oder in abgeschwächter Form weiter zu machen. Natürlich können auch Beschwerden zeitgleich mit der Entgiftung auftreten, die aber nicht durch die Entschlackung ausgelöst wurden. Diese bedürfen eventuell einer ärztlichen Untersuchung und vielleicht sogar einer Behandlung. Im Zweifelsfall sollte ein Arzt aufgesucht werden, bevorzugt ein Arzt, der Erfahrung in der Anwendung von Naturheilverfahren hat. Sollten Sie eine Entgiftung während der Schwangerschaft durchführen wollen, so sollte dies ebenfalls vor Beginn der Entgiftung mit einem erfahrenen Arzt abgeklärt werden.

Die folgende Tabelle gibt einen kleinen Überblick über die tägliche Leistung, die die einzelnen Entgiftungsorgane vollbringen.

Organ	Entgiftungsleistung pro Tag	Was wird entgiftet?
Leber	1 Liter Galle	*Körperfremde Substanzen:* - Medikamente, Schwermetalle, Chemikalien *Körpereigene Substanzen:* - Abbauprodukte der roten Blutkörperchen - Ammoniak aus dem Darm
Niere	1,5 Liter Urin	*Körperfremde Substanzen:* - Medikamente, Schwermetalle, Chemikalien *Körpereigene Substanzen:* - Kreatinin aus dem Muskelstoffwechsel - Harnstoff aus dem Eiweißstoffwechsel - organische Säuren
Lymph-system	2 Liter Lymphe	*Aus den Organen:* - Bindegewebsflüssigkeit, Eiweiß - Gift- und Schadstoffe *Aus dem Dünndarm:* - Abtransport aufgenommener Fette inkl. Schadstoffe
Darm	ca. 250 Gramm Stuhl	- körpereigene Schlacken in der Galle - unverdaute Ballaststoffe u. Nahrungsrückstände - Umweltgifte aus der Nahrung oder aus Leber und Galle

Wer seine Entgiftungsorgane täglich auf einfache aber hilfreiche Art bei Ihrer Arbeit unterstützen möchte, kann zunächst einige wesentlichen Grundlagen beachten. Dazu zählen:

- die Notwendigkeit einer ausreichenden Wasserzufuhr
- die Bedeutung eines ausgeglichenen Säure-Basen-Haushaltes
- die Inhaltsstoffe der Nahrungsmittel und Heilpflanzen
- die Wirkung von Essig und ätherischen Ölen
- verschiedene Möglichkeiten der Selbstbehandlung von Reflexzonen und
- die Einsatzmöglichkeiten der Schüßler-Salze.

Auf dieser Basis wird im Anschluss ausführlich auf die Möglichkeiten einer Unterstützung von Darm, Leber, Niere und Lymphsystem eingegangen. Dies ermöglicht es Ihnen, selbst für Ihre individuelle Gesundheitspflege aktiv zu werden, um so der Umweltvergiftung auf körperlicher Ebene entgegenzutreten.

WASSER

Wasser ist ein Schluck Lebenskraft. Es ist eines der 4 Grundelemente des Lebens und erfüllt mehrere lebenswichtige Aufgaben in unserem Körper. Im Stoffwechsel dient es als Lösungs- und Transportmittel, sowohl für Nährstoffe als auch für Stoffwechselabbauprodukte, sogenannte Schlacken. Dadurch ist Wasser unentbehrlich für die Ernährung und die Entgiftung der inneren Organe, der Sinnesorgane, der Muskeln und des gesamten Organismus.

Aufgaben und Funktionen des Wassers

- Lösungsmittel
- Transportmittel
- Ernährung
- Entgiftung
- Energiegewinnung
- Elastizität des Gewebes
- Regulation der Körpertemperatur

Auch bei der Energiegewinnung der Körperzellen ist Wasser von zentraler Bedeutung. Eine einzelne Körperzelle ist wie ein kleiner Organismus für sich, der nicht nur auf Nährstoffzufuhr und Entgiftung angewiesen ist, sondern auch über eine eigene Energieproduktion verfügt. Kann die Zelle aus der Atemluft und den Nahrungsbausteinen genügend Energie produzieren, so kann sie ihre Aufgabe zum Beispiel als Knochenzelle, als Herzmuskelzelle, als Sinneszelle oder als Abwehrzelle erfüllen. Verfügt die Zelle jedoch über zu wenig Wasser, so kann sie nicht genügend Energie produzieren und ihre Aufgabe nicht ausreichend erfüllen. Wer dies bedenkt, dem wird klar, weshalb eine unzureichende Wassermenge zu Müdigkeit, Abgeschlagenheit und vielfältigen Funktionseinschränkungen des Körpers führt.

Krankheiten, die durch chronischen Wassermangel begünstigt werden

- Allergien
- Arthrose
- Asthma
- Autoimmunerkrankungen
- Bluthochdruck
- Diabetes mellitus Typ II
- Depressive Stimmungslage
- Fibromyalgie
- Hauterkrankungen
- Kopfschmerzen
- Verstopfung
- Osteoporose
- Rückenschmerzen

Säfte und Tees sind zwar auch Flüssigkeit, erfüllen aber nicht in allem den gleichen Effekt wie das Wasser. Ein Kräutertee bringt eine bestimmte Wirkung mit sich, die dem Körper verschiedene Aufgaben stellt, und jeder Fruchtsaft enthält Zuckerverbindungen und andere Inhaltsstoffe, die vom Körper verarbeitet werden müssen. Natürlich kann der Körper auch aus dünnem Kräutertee oder anderen Getränken und Lebensmitteln seinen Wasserbedarf decken, aber reines Wasser ist nun einmal reines Wasser und zum Duschen und Trinken bestens geeignet. Sowohl die Verdünnung und der Transport von Nährstoffen zu den Zellen als auch die Entgiftung und der Abtransport von Schlacken aus dem Bindegewebe sind ohne

Wasser nicht denkbar und nicht möglich. Die Entgiftungsleistung des Lymphsystems und der Nieren ist unmittelbar auf die Zufuhr von Wasser angewiesen.

Anzeichen für erhöhten Wasserbedarf

- Müdigkeit
- Reizbarkeit
- Depressive Stimmungslage
- Aufmerksamkeits- und Konzentrationsstörungen
- Leistungsminderung
- Schmerzen

Die Frage, wie viel Wasser pro Tag ratsam ist, wurde von dem berühmten iranischen „Wasserarzt“ Dr. Batmanghelidj auf folgende Weise beantwortet. Er empfahl, pro Kilogramm Körpergewicht täglich 30 ml Wasser zu trinken, das sind bei 70 kg Körpergewicht 2,1 Liter, bei 80 kg 2,4 Liter und bei 90 kg 2,7 Liter Wasser pro Tag. Dr. Batmanghelidj riet, die tägliche Wassermenge in Viertel- oder Halbliter-Portionen über den Tag verteilt zu trinken, am besten 30 Minuten vor dem Essen.

Doch nicht nur tagsüber, während der körperlichen und geistigen Aktivität, benötigen wir Wasser. Auch im Schlaf verbraucht der Körper Wasser. Dem Körper am Morgen nach dem Aufstehen das verloren gegangene Wasser wieder zur Verfügung zu stellen, kann Ihren Start in den Tag erleichtern. Das morgendliche Trinken von warmem Wasser unterstützt die Entgiftung des Körpers, erleichtert den Stuhlgang und ist ein Energieträger für den Körper. Das Blut kann besser durch die Adern fließen und die Lymphe kann das Gewebe besser entgiften. Gemeinsam mit einigen einfachen Kreislaufübungen kann Ihnen das morgendliche Wassertrinken auch helfen, Ihren Kaffeekonsum zu reduzieren.

Wird hingegen über längere Zeit zu wenig Wasser getrunken, kann dies Ihr Allgemeinbefinden sowie Ihre körperliche und geistige Fitness erheblich beeinträchtigen. Bereits bestehende Krankheiten und Beschwerden können sich verschlechtern oder ihr Entstehen kann begünstigt werden. Wenn Sie Ihren Körper und seine Organe bei der Entgiftung unterstützen wollen, so ist eine ausreichende Wasserzufuhr eine Grundvoraussetzung!

DER SÄURE-BASEN-HAUSHALT

Wer sich um die Gesunderhaltung und Entgiftung seines Körpers kümmert, tut auch gut daran, seinen Säure-Basen-Haushalt zu beachten. Die Regulation des Säure-Basen-Haushaltes ist ein ausgewogenes Gleichgewicht im Körper, welches dazu dient, die im Körper produzierten säurehaltigen Abfallprodukte auszuscheiden. Das Überleben des Körpers ist davon abhängig, dass die Säuren neutralisiert und ausgeschieden werden können. Kommt es zu einer akuten Übersäuerung im Rahmen der Notfallmedizin, so kann dies sehr schnell lebensgefährlich werden und muss vom Notarzt oder von dem Arzt auf der Intensivstation rechtzeitig erkannt und behandelt werden.

Die schleichende Gewebeübersäuerung und ihre Folgen

Viel häufiger als die Notfallsituation ist jedoch die schleichende Übersäuerung des Menschen. Sie wird vor allem von Naturheilärzten und Heilpraktikern beachtet und ernst genommen. Durch die stressreiche Leistungs- und Freizeitgesellschaft, durch Fehlernährung, Bewegungsmangel und eine unzureichende Trinkmenge können sehr leicht zu viele Säuren entstehen, die nur unzureichend neutralisiert und ausgeschieden werden. Der Säureüberschuss wird vor allem im Bindegewebe abgelagert. Dort kann er zu Wassereinlagerungen und Gewebsverschlackung führen. Daraus können lokale Durchblutungsstörungen, sogenannte Mirkozirkulationsstörungen, entstehen. Ein Gewebe, welches schlecht durchblutet wird, wird schlechter ernährt und schlechter entgiftet. Dies führt zu einer geringeren Widerstandsfähigkeit und bei erhöhter Belastung zu einem erhöhten Verschleiß. Je nachdem, welches Organ und Gewebe am meisten beansprucht wird oder bereits Vorschäden aufweist, können durch die chronische unterschwellige Gewebeübersäuerung Rücken- und Gelenkschmerzen, Bluthochdruck und Durchblutungsstörungen, Sehschwäche, Schwindel und Ohrgeräusche, Allergien, chronische Müdigkeit, Konzentrationsstörungen oder Belastungen der Schleimhäute entstehen. In der ganzheitlichen Krebstherapie ist es ein offenes Geheimnis, dass eine chronische Übersäuerung als Mitauslöser für Tumorerkrankungen gilt.

Was hilft gegen die Übersäuerung?

Zucker, tierisches Eiweiß (Fleisch, Wurst, ...) sowie Kaffee und Stress zählen zu den Säurelieferanten Nr. 1. Dagegen gelten Kartoffeln, Avocados, Kastanien, Trockenobst (Feigen, Aprikosen) sowie grundsätzlich Gemüse und Obst als basenhaltige Nahrungsmittel und sollten ausreichend auf dem Speiseplan vertreten sein. Da durch Stress und eine unzureichende Trinkmenge die Gewebeübersäuerung jedoch zusätzlich verstärkt wird, empfiehlt es sich oft, vor allem wenn bereits säurebedingte Beschwerden bestehen, basische Nahrungsergänzungspräparate einzunehmen. Sie sind in Apotheken, Drogerien und in vielen Naturkostläden erhältlich. Die Basenpräparate sollen unabhängig vom Essen eingenommen werden. Empfohlene Einnahmezeiten sind morgens (nüchtern) und vor dem Schlafengehen oder gegen 10 bzw. 16 Uhr.

Beschwerden durch Übersäuerung

Muskeln, Gelenke, Bindegewebe

- Muskel- und Gelenkschmerzen
- Arthrose
- Schulterschmerzen
- Rückenschmerzen
- Fibromyalgie
- Karpaltunnelsyndrom, Tennisellbogen
- Sehnenscheidenentzündung

Durchblutung

- Durchblutungsstörungen
- durchblutungsbedingte Verschleißerkrankungen
- Sehschwäche
- Ohrgeräusche, Schwindel
- Thrombosen
- offene Beine
- Konzentrations- und Merkfähigkeitsstörungen

Haut

- vermehrtes Schwitzen
- Hautausschläge, Juckreiz, allergische Hautreaktionen
- Haut- und Nagelpilze
- Haarausfall

Immunsystem

- Abwehrschwäche, Infektanfälligkeit
- Allergien
- chronische Nasennebenhöhlenentzündung
- chronische Bronchitis
- Begünstigung von Tumorerkrankungen

Es gibt verschiedene gute Basenpräparate auf dem Markt, wobei der Preis nicht immer für die Qualität und Wirksamkeit ausschlaggebend ist. Vor allem sollten Sie darauf achten, dass die Inhaltsstoffe auch Kalium- und Magnesiumverbindungen enthalten, welche nötig sind, um die Säuren nicht nur aus dem Bindegewebe, sondern auch aus dem Zellinneren zu entgiften. Zum anderen sollten sie keine Carbonate, sondern Citrate enthalten. Bei der Auswahl und Dosierung eines guten Präparates berät Ihr Apotheker Sie sicher gerne. Zusätzlich zur Einnahme können Sie auch äußerlich mit basischen Präparaten etwas für Ihre Entsäuerung tun. Die äußerlich anzuwenden Präparate unterscheiden sich allerdings in ihrer Zusammensetzung von den innerlich einzunehmenden basischen Nahrungsergänzungsmitteln. Bei den Badezusätzen ist der Kaliumanteil weniger von Bedeutung. Ein gut bewährtes und qualitativ hochwertiges Präparat ist beispielsweise „Meine Base“ von P. Jentschura. Es kann als Badezusatz für Vollbäder eingesetzt werden. Als Faustregel gelten 5–6 gehäufte Esslöffel pro Vollbad und die Badedauer sollte möglichst über 20 Minuten liegen. Während des Bades empfiehlt es sich, mit einer Badebürste oder den Händen das Bindegewebe zu massieren, vor allem an Problemzonen und im Bereich um die Gelenke. Dadurch werden die Durchblutung, der Lymphabfluss und die Entgiftung des Gewebes angeregt. Wer es vorzieht, zu duschen, kann Natron – ein anderes einfaches Basenpräparat – auch unter der Dusche als Peeling anwenden.

***Basenpeeling** – Nachdem der ganze Körper mit warmem Wasser abgeduscht wurde, nimmt man eine Handvoll Basenpulver (z. B. „Meine Base“ von P. Jentschura) zur äußerlichen Anwendung und verreibt es auf der Haut. Wenn Beine, Arme, Bauch und Rücken eingerieben sind, kann man mit etwas Haarshampoo die Haare shampoonieren. Anschließend wird alles wieder abgeduscht. Fertig !*

Wichtig ist, nach der Anwendung keine Bodylotion oder Creme anzuwenden, da der entsäuernde Effekt noch anhält, nachdem das Natronpräparat bereits abgeduscht wurde. Das Basenpeeling wirkt morgens belebend und abends nach getaner Arbeit ausgleichend. Wird der saure Schweiß damit abgewaschen, so bewirkt dies ein wohliges und angenehmes Körpergefühl. Die negativen Auswirkungen des Elektrosmogs, der vom Körper über den sauren Schweiß wie von einer Antenne aufgenommen wird, werden durch eine „Basendusche“ spürbar abgeschwächt. Dies trägt zur Entspannung des Nervensystems bei.

Auch mit Hilfe der Schüßler-Salze kann man die Ausscheidung von überschüssigen Säuren aus dem Körper unterstützen.

Schüßler-Salze zur Entsäuerung

- Nr. 6 Kalium sulfuricum D6
- Nr. 9 Natrium phosphoricum D6
- Nr. 11 Silicea D12
- Nr. 12 Calcium sulfuricum D6

Je 3–5 Tbl. in 1 Liter Wasser auflösen, möglichst in einer Glasflasche aufbewahren und schluckweise über den Tag verteilt trinken. Oder: 3-mal täglich je 1–2 Tbl. lutschen.

Von den Ergänzungsmitteln ist Nr. 23 Natrium bicarbonicum D6 das geeignete Mittel zur Entsäuerung. Es kann mit der obigen Mischung kombiniert oder auch einzeln eingenommen werden (3-mal 2–4 Tabletten lutschen).

Gibt es an Gelenken oder im Bindegewebe spürbare Übersäuerungen in Form von Schmerzen, frühzeitigem Verschleiß oder Wasseransammlungen im Gewebe, so kann mit Hilfe von Schüßler-Salz-Salben die Entgiftung und Entsäuerung von außen gezielt an Ort und Stelle angeregt werden.

Die Salbe Nr. 9 Natrium phosphoricum D4 hilft bei Akne, Mitessern, Abszessen und säurebedingten Lymphknotenschwellungen.

Kommt es zu säurebedingten Alterungsprozessen an der Haut oder erschlafft das Bindegewebe mit Bindegewebsrissen, so ist die Salbe Nr. 11 Silicea D4 zu verwenden.

Aufgrund des säurelastigen westlichen Lebensstils sollte die Pflege des Säure-Basen-Gleichgewichtes für die Gesundheit des Körpers den gleichen Stellenwert einnehmen wie das Zähneputzen für die Zahngesundheit.

Gelenkbeschwerden durch Übersäuerung zeigen oft Besserung durch Salbe Nr. 12 Calcium sulfuricum. Aufgrund unterschiedlicher Herstellungsprozesse ist die Schüßler-Salz-Therapie für die Haut auch als Lotion erhältlich.

Um die Entsäuerung des Körpers und des Bindegewebes um ein Vielfaches zu beschleunigen eignen sich auch Baseninfusionen, die Sie bei manchen Ärzten für Naturheilverfahren bekommen können.

Wenn Sie das Wesentliche bisher beachtet haben und Ihren Organismus nicht mehr mit Fleisch, Fisch und Milch belasten, genügend Wasser trinken und den Ausgleich im Säure-Basen-Haushalt unterstützen, dann haben Sie schon wesentliche Weichen für Ihre Entgiftung gestellt. Als weitere Schritte hin zu einer bewussten Gesundheitspflege erfahren Sie im Folgenden einiges über die positiven Auswirkungen einer gesunden Ernährung, die Inhaltsstoffe von Heilpflanzen, die Herstellung eines Heilessigs, die Bedeutung von Reflexzonenbehandlungen und die Wirkungsweise der Schüßler-Salze.

WAS STECKT IN OBST UND GEMÜSE ?

Die Bedeutung eines guten Apfels für die Gesundheit kommt in dem vielzitierten Ausspruch „an apple a day keeps the doctor away“ zum Ausdruck. Die gesundheitsfördernde Wirkung des Apfels kommt durch über 300 wertvolle Inhaltsstoffe zustande. Auch viele andere Lebensmittel enthalten einen ganzen Cocktail von Schutz- und Vitalstoffen. Einige davon darf ich Ihnen nun vorstellen.

Vorausschickend muss ich leider darauf hinweisen, dass ein überdüngtes, mit Pestiziden mehrfach behandeltes Gemüse oder Obst, welches niemals mit dem Erdboden oder dem Sonnenlicht Kontakt hatte, vielleicht schön und knackig aussehen mag, jedoch in puncto Vitalität und Inhaltsstoffe mit einem natürlich gewachsenen Lebensmittel nicht mehr viel zu tun hat. Es lohnt sich für Sie, wenn Sie beim Einkauf auf ungespritzte und weitgehend unbelastete Qualität achten.

VITAMINE

■ **Vitamin A (Retinol)** – ist ein fettlösliches Vitamin, welches im Körper aus dem Beta-Carotin zahlreicher pflanzlicher Lebensmittel gebildet wird. Es ermöglicht ein normales Wachstum von Haut- und Schleimhautzellen, ist am Aufbau von Lymphgefäßen beteiligt und führt zur Abwehrsteigerung der weißen Blutkörperchen. Es ist wesentlich mitverantwortlich für die Schutzfunktion der Schleimhäute der Verdauungs-, Atem- und Harnwege vor Umweltgiften,

Schwermetallen und Krankheitserregern. Es aktiviert aber auch Abwehrzellen, die sogenannten „Fresszellen“, welche eingedrungene Umweltgifte und Krankheitserreger unschädlich machen. Auch die Entgiftungsfunktion der Leber wird von Vitamin A unterstützt. Vitamin A ist auch als „Augenvitamin“ bekannt, denn es bildet Sehpigmente, die für das Dämmerungssehen und das Farbsehen nötig sind. Es unterstützt die Augen dabei, sich von hellem Licht auf Dunkelheit umzustellen, und erhält die nächtliche Sehfähigkeit.

Symptome bei Vitamin-A-Mangel:
Appetitmangel, Erschöpfung, Müdigkeit, Infektanfälligkeit – vor allem im Bereich der Atemwege, trockene, rote oder juckende Augen, Anfälligkeit gegenüber Hell-Dunkel-Wechsel, Sehschwäche im Dunkeln, nachlassendes Geruchsempfinden, trockene und spröde Haare und Nägel, trockene, rauhe Haut mit Neigung zu Hautausschlägen, trockene oder borkige Nasenschleimhaut, wiederholte Schleimhautinfektionen, gestörte Testosteronproduktion, Störungen der Fruchtbarkeit, Schilddrüsenüberfunktion, Blutarmut, gestörte Fettaufnahme

Erkrankungen, die mit einem erhöhten Vitamin-A-Bedarf einhergehen:
Dazu zählen fieberhafte Erkrankungen, Infektionskrankheiten (vor allem Masern und Windpocken), Leber- und Bauchspeicheldrüsenentzündungen, Diabetes, Krebserkrankungen und das erworbene Immundefektsyndrom (AIDS).

Arzneimittel, die den Vitamin-A-Bedarf erhöhen:
Cortison, Colestyramin (Mittel bei Cholesterinstoffwechselstörungen), Mittel gegen Krampfanfälle (Antiepileptika), einige Antibiotika (zum Beispiel Neomycin), Zytostatika (Bleomycin), Colchicin (akutes Gichtmittel)

Ein gleichzeitiger Zinkmangel verschlechtert die Vitamin-A-Verwertung. Da Vitamin A fettlöslich und damit speicherbar ist, können durch unkontrollierte Einnahme großer Mengen auch Überdosierungen auftreten, die u. a. zu schweren Hautreaktionen und Leberschäden führen können.

■ **Vitamin B_1 (Thiamin)** – ist am Aufbau der Nervenzellwände und an der Bildung von Kollagen beteiligt. Kollagen ist als Gerüsteiweiß ein wichtiger Baustein für Knorpel, Sehnen und Bindgewebe. Ferner ist Vitamin B_1 am Energiestoffwechsel beteiligt. Da es eine aufbauende Wirkung im Nervensystem und im Bindegewebe besitzt, ist es wichtig für die Reparatur von Schäden, die an diesen Organen durch Schwermetalle entstanden sind. Gemeinsam mit Magnesium baut Vitamin B_1 Kohlenhydrate in Glucose um und ist deswegen wichtig für den Energiestoffwechsel der Herzmuskelzellen.

Im Nervensystem steigert es die geistige Leistungsfähigkeit, die Übertragung von Nervensignalen an das Gehirn und vom Gehirn weiter an die ausführenden Nervenfasern, die die Organfunktionen steuern und für die Bereitstellung von Botenstoffen wie Serotonin und Acetylcholin verantwortlich sind.

Symptome bei Vitamin-B_1-Mangel:
Gedächtnis- und Konzentrationsstörungen, Reizbarkeit, Aggressivität, Depressionen, Gefühlsstörungen an Armen und Beinen, Nervenschmerzen, Muskelschwäche, Kurzatmigkeit und Herzklopfen, Wasseransammlungen im Gewebe

Erkrankungen, die mit einem erhöhten Vitamin-B_1-Bedarf einhergehen:
Magen-Darm-Erkrankungen, Depressionen, Diabetes mellitus, Herzinsuffizienz, Fieber, Schilddrüsenüberfunktion, Krebs, Leukämie, Morbus Alzheimer, Malaria, Leberstoffwechselstörungen, Hepatitis

Arzneimittel, die den Vitamin-B_1-Bedarf erhöhen:
Herzglykoside (Digoxin), trizyklische Antidepressiva, Zytostatika (5FU), Diuretika („Wassertabletten“), Antazida („Magensäureblocker“), orale Kontrazeptiva (Antibabypille), Antiepileptika, Abführmittel, Antibiotika (Tetrazykline und andere)

Auch Kaffee, Alkohol, Süßigkeiten, Limonaden, Stress und Weißmehlprodukte können den Vitamin-B_1-Bedarf deutlich erhöhen. Bei gleichzeitigem Magnesiummangel ist der Vitamin-B_1-Stoffwechsel gestört.

■ **Vitamin B_2 –** schützt den ganzen Körper vor der Auswirkung von freien Radikalen, die zum Beispiel durch Schwermetalle entstehen. Es wirkt besonders antioxidativ an den Augenlinsen und unterstützt die Leber bei der Entgiftung von Schwermetallen, Pestiziden und Chemikalien. Vitamin B_2 ist an der Umwandlung von Nahrungsenergie in Zellenergie maßgeblich beteiligt. Diese Energiegewinnung aus Kohlehydraten, Eiweiß und Fett findet innerhalb der Zelle in den sogenannten Mitochondrien statt und ist für jede Körperzelle lebenswichtig.

Symptome bei Vitamin-B_2-Mangel:
Linsen- oder Glaskörpertrübung des Auges, Lichtempfindlichkeit, Verminderung der roten und weißen Blutkörperchen oder der Blutplättchen (Thrombozyten), Anstieg des Homocysteins, Entzündungen von Mundschleimhaut und Zunge, Einrisse der Haut am Mundwinkel, fettige/schuppige Veränderung der Haut im Bereich der Nase, Ohren oder Genitalien, (Herz-) Muskelschwäche, abnormale Müdigkeit/Erschöpfung (Fatigue), depressive Stimmungslage

Erkrankungen, die mit einem erhöhten Vitamin-B_2-Bedarf einhergehen:
Chronische Atemwegserkrankungen, Candida-Befall der Darmschleimhaut, Diabetes mellitus, Krebserkrankungen, Karpaltunnel-Syndrom, Hypothyreose, Migräne, Mitochondropathien. In Schwangerschaft und Stillzeit ist der Vitamin-B_2-Bedarf erhöht. Vitamin-B_2-Mangel kann beim Fötus zu Skelettmissbildungen führen

Arzneimittel, die den Vitamin-B_2-Bedarf erhöhen:
Aluminiumhaltige Antazida, trizyklische Antidepressiva, orale Kontrazeptiva, Schilddrüsenhormone, Tamoxifen, Zytostatika

Vitamin-B_2-Mangel beeinträchtigt die Aufnahme von Calcium, Eisen und Zink.

■ **Vitamin B_3 (Riboflavin) –** ist notwendig für die Reparatur des Erbgutes und zu dessen Schutz vor Schwermetallen und Umweltgiften. Ferner schützt es vor allem die Leber vor freien Radikalen und unterstützt ihre Entgiftungsleistung. Niacin, wie das Vitamin B_3 auch heißt, ist für die Wirksamkeit von über 200 Enzymen und für die körpereigene Energieproduktion wichtig. Davon profitieren vor allem die Haut, das Nervensystem, die Verdauungsorgane und die Muskeln. Vitamin B_3 ist auch am Stoffwechsel der Nervenbotenstoffe Melatonin und Serotonin und somit an einer positiven Grundstimmung beteiligt. Amerikanische Studien haben zudem eine starke blutfettsenkende Wirkung des Niacins nachgewiesen.

Symptome bei Vitamin-B_3-Mangel:
Appetitmangel, depressive Verstimmung, körperliche und geistige Erschöpfung, Gedächtnis- und Konzentrationsstörungen, Psychosen, Schlaflosigkeit, Blutarmut, Immunschwäche, Schleimhautentzündungen, gerötete, schuppige und rissige Haut, starke Pigmentierung und zunehmende Verhornung der Haut bei verstärkter Lichteinwirkung, Schäden des Nervensystems mit Tremor (Zittern) und Rigor (Starrheit), spastische Lähmungen, Verlust der Sehnenreflexe, Durchfall

Erkrankungen, die mit einem erhöhten Vitamin-B_3-Bedarf einhergehen:
Anorexie (Magersucht), chronische, entzündliche Darmerkrankungen, Sonnenallergie, Fettstoffwechselstörungen, Schlaflosigkeit, psychische Störungen, Arthrose, Durchblutungsstörungen

Arzneimittel, die den Vitamin-B_3-Bedarf erhöhen:
Paracetamol, Diazepam, Parkinsonmedikamente, Immunsuppressiva, AIDS-Medikamente, Antiepileptika

■ **Vitamin B_6 (Pyridoxin)** – ist wichtig für die Blutbildung, das Nervensystem, den Zucker- und Fettstoffwechsel, das Bindegewebe und das Immunsystem. Es vermag die Ausscheidung von Aluminium zu erhöhen. Vitamin B_6 ist beteiligt an der Bildung von Neurotransmittern (Dopamin, GABA, Serotonin, Noradrenalin), Phospholipiden und mehrfach ungesättigten Fettsäuren, die für die Gehirnfunktion von großer Bedeutung sind. Es ist wichtig für den Abbau von Homocystein und den Aminosäurestoffwechsel und spielt eine Rolle bei der Bildung von Antikörpern und der Aktivität der Lymphozyten.

Symptome bei Vitamin-B_6-Mangel:
Unruhe, Schlaflosigkeit, Stimmungsschwankungen (depressive Verstimmung, Reizbarkeit, Aggressivität), Konzentrationsstörungen, Blutarmut, Immunschwäche, Infektanfälligkeit, Kopfschmerzen und Migräne, gerötete, schuppige, rissige Haut, matte Haare, Haarausfall, Muskelabbau, Verdauungsstörungen, Kribbeln in den Zehen und Schmerzen von der Hand bis zur Schulter als Zeichen von peripheren Nervenschäden, Schäden der Nervenschutzhüllen (Demyelinisierung)

Erkrankungen, die mit einem erhöhten Vitamin-B_6-Bedarf einhergehen:
Autismus, Asthma, Diabetes, Herz-Kreislauf-Erkrankungen, Fieber, Strahlenschäden, chronische entzündliche Darmerkrankungen, Prämenstruelles Syndrom, Tourette-Syndrom

Arzneimittel, die den Vitamin-B_6-Bedarf erhöhen:
Antazida, Theophyllin, Cortison, Diuretika, Azathioprin, Antiepileptika, östrogenhaltige orale Kontrazeptiva, Zytostatika

■ **Vitamin B_{12} (Cobalamin)** – ist u. a. notwendig für die Bildung von neuen Zellen, für die Funktion des Nervensystems und für die Blutbildung. Kommt es unter Einfluss von Schwermetallen oder Entzündungen zur Schädigung der Schutzhülle der Nerven (dem sogenannten Myelin), so kann dies zu Multipler Sklerose (MS) oder zu Polyneuropathien führen. Dem Vitamin B_{12} kommt hierbei eine große Schutzwirkung zu, da es am Aufbau des Myelins maßgeblich beteiligt ist. Im Gegensatz zu anderen wasserlöslichen Vitaminen kann Vitamin B_{12} vor allem in den Muskeln und in der Leber gespeichert werden. Eine erhöhte Bildung von Stickstoffmonoxid (NO) wird in Verbindung mit sehr vielen chronischen Beschwerden gebracht, die auf einen gestörten Energiestoffwechsel zurückzuführen sind. Dazu zählen viele Erkrankungen des Nervensystems (z. B. MS) und andere schwer zu behandelnde Beschwerden wie die Multiple Chemikalienunverträglichkeit (MCS), die Fibromyalgie und das Chronische Müdigkeitssyndrom (CFS). Bei erhöhten NO-Konzentrationen kommt es zu einem Verbrauch von Vitamin B_{12}, was zu weiteren Beschwerden Anlass gibt. Allerdings kann man durch die Gabe von hochdosiertem Vitamin B_{12} die krankhaft gesteigerten Stickstoffmonoxid-Spiegel erfolgreich behandeln.

Symptome bei Vitamin-B_{12}-Mangel:
Appetitlosigkeit, Blutarmut, Konzentrationsstörungen, Schwäche, Schwindel, Tinnitus, Magenschleimhautentzündung, Nervenschädigungen mit Missempfindungen oder Taubheit, Schmerzen, Sehstörungen (Entzündung oder Verkümmerung der Sehnerven), Depressionen, Gedächtnis- und Konzentrationsstörungen, Halluzinationen, Psychosen

Erkrankungen, die mit einem erhöhten Vitamin-B_{12}-Bedarf einhergehen:
Chronische Gastritis mit und ohne Helicobacter pylori, Erkrankungen von Leber, Niere oder Bauchspeicheldrüse, Hashimoto-Thyreoiditis, chronische entzündliche Darmerkrankungen, Multiple Sklerose, Facialisparese, Trigeminusneuralgie, Herpes zoster, Demenz, Herz-Kreislauf-Erkrankungen, Strahlenschäden, männliche Unfruchtbarkeit, Depressionen

Arzneimittel, die den Vitamin-B_{12}-Bedarf erhöhen:
Antazida, Protonenpumpenhemmer, Metformin, Colestyramin, Neomycin, Colchicin, orale Kontrazeptiva

■ **Biotin** – gehört zur Gruppe der B-Vitamine und hat seine Hauptaufgabe in den Bereichen gesunder Haare und gesunder Haut, weshalb es früher auch als Vitamin H bezeichnet wurde. Da Biotin von einer gesunden Darmflora gebildet wird, können Menschen mit einer oftmals unbemerkten chronischen Fehlbesiedelung des Darmes auch unter Biotinmangel leiden. Entgegen der weitverbreiteten Ansicht, dass ein Biotinmangel eher selten vorkommt, findet man bei gezielten Laboruntersuchungen oft schwere Biotinmängel. Biotin ist an der Energieproduktion aus Kohlehydraten und Fetten beteiligt und erfüllt eine wichtige Aufgabe bei der Regulierung des Blutzuckers. Auch der Aufbau von Fettsäuren und die Bildung stabiler Zellwände werden durch Biotin maßgeblich unterstützt. Durch den Einbau von Schwefel, der mit Hilfe von Biotin erfolgt, wird ein gesundes Haar- und Nagelwachstum gefördert. B-Vitamine, Vitamin C, Schwefel und Vollwertkost fördern die Aufnahme von Biotin. Alkohol und Kaffee hingegen hemmen die Aufnahme.

Symptome bei Biotinmangel:
Haarausfall, brüchige Fingernägel, schuppige Haut, Vitalitätsverlust, Depressionen, Angstzustände, Panikattacken, Appetitverlust, Muskelschmerzen. Bei Kindern: geistige Entwicklungsverzögerung, Krampfanfälle, Gangunsicherheit (Ataxie)

Erkrankungen, die mit einem erhöhten Biotin-Bedarf einhergehen:
Entzündliche Hauterkrankungen, Fettstoffwechselstörungen (Hypercholesterinämie), Magen-Darm-Erkrankungen, Nierenerkrankungen, Nagelpilz, Diabetes

Arzneimittel, die den Biotin-Bedarf erhöhen:
Antibiotika, Abführmittel, Antiepileptika, Zytostatika, Alpha-Liponsäure

■ **Vitamin C (Ascorbinsäure)** – ist das wohl bekannteste Vitamin mit vielen lebenswichtigen Aufgaben. Es regt den gesamten Stoffwechsel einschließlich Nervensystem und Hormonproduktion an. Ausgesprochen intensive Wirkungen entfaltet es im Immunsystem. Es regt die Aktivität der Fresszellen an, die Schwermetalle, Umweltgifte, Krebszellen und Krankheitserreger unschädlich machen. Außerdem wirkt es schützend und reparierend gegenüber der Schädigung durch freie Radikale. Vitamin C ist notwendig für den Aufbau des Bindegewebes und damit für gesunde Knochen, Gelenkknorpel und Zähne. Es wirkt an der Gefäßinnenwand, senkt den

Blutdruck und schützt vor Thrombosen. Vitamin C ist an der Bildung des körpereigenen Kortisons und des Vitamin D beteiligt. Die Fähigkeit, Histamin abzubauen und Mastzellen zu stabilisieren, verleiht dem Vitamin C antiallergische Eigenschaften. Durch den Einfluss auf die Carnitin-Synthese wirkt Vitamin C am Muskelstoffwechsel und -aufbau mit.

Symptome bei Vitamin-C-Mangel:
Müdigkeit, Reizbarkeit, Muskel- und Gelenkschmerzen, Leistungsschwäche, Immunschwäche, erhöhte Allergiebereitschaft, Wundheilungsstörungen, Parodontose, Parodontitis, Karies, Zahnlockerung, Bindegewebsschwäche, Kapillarblutungen, Blutarmut, die durch Eisenzufuhr nicht zu behandeln ist, erhöhte Anfälligkeit für Diabetes-Spätschäden, Muskelschwäche

Erkrankungen, die mit einem erhöhten Vitamin-C-Bedarf einhergehen:
Makuladegeneration, grauer Star, Allergien, Strahlenschäden, Sonnenbrand, Verbrennungen, Dekubitus, Krebserkrankungen, Diabetes, Bluthochdruck, Herz-Kreislauf-Erkrankungen, Gefäßverkalkungen, Rheuma, Schilddrüsenüberfunktion, Erkältungskrankheiten, AIDS

Arzneimittel, die den Vitamin-C-Bedarf erhöhen:
Acetylsalicylsäure (ASS), Antibiotika, orale Kontrazeptiva, Diuretika, Zytostatika, Cortisonpräparate. Auch die Strahlentherapie von Tumoren erhöht den Vitamin-C-Bedarf

■ **Vitamin D (Cholecalciferol) –** wird vorwiegend unter Lichteinfluss in der Haut gebildet. In der Leber wird es dann in eine inaktive Transportform umgebaut und erst in der Niere in die hormonaktive Form Calcitriol [1,25 (OH)2 Vitamin D_3] umgewandelt. Leider kann man nicht mehr zu ungeschütztem „Sonnenbaden“ raten, da die Ozonschicht durch die menschliche Zerstörungswut so weit geschädigt ist und wird, dass durch die schädliche UV Strahlung zunehmend Hautschäden – bis hin zum Hautkrebs – auftreten. Vitamin D ist hauptsächlich wegen seiner positiven Wirkung auf den Calciumstoffwechsel bekannt. Darüber hinaus wurden in den letzten Jahren immer mehr positive Eigenschaften des „Lichthormons" bekannt. Vitamin D_3 ist wichtig für ein stabiles Immunsystem, gesunde Nerven, die psychische Stabilität, ein kräftiges Herz-Kreislauf-System und ein funktionsfähiges Hormonsystem.

Symptome bei Vitamin-D-Mangel:
Schreckhaftigkeit, depressive Stimmungslage, Infektanfälligkeit (Atemwege), Müdigkeit, Schwäche, Unfruchtbarkeit, Herzmuskelschwäche, Ödeme, Gefäßverkalkung, Osteoporose, Knochenbrüche (Wirbelkörper, Ermüdungsbrüche); erhöhte Sturzneigung im Alter, Insulinresistenz; bei Kindern: Rachitis, Fehlstellung der Zähne, Skoliose, Kyphose, Muskelschwäche

Erkrankungen, die mit einem erhöhten Vitamin-D-Bedarf einhergehen:
Asthma, Allergien, Hauterkrankungen (Schuppenflechte u.a.), Diabetes mellitus Typ I u. II, Bluthochdruck, Herzinsuffizienz, Osteoporose, Knochenbrüche, Arthrose, Depressionen, Multiple Sklerose, Sklerodermie, Rheuma, polyzystisches Ovar, Krebserkrankungen, Infektionskrankheiten

Arzneimittel, die den Vitamin-D-Bedarf erhöhen:
Abführmittel, Antibiotika, Kortison, Colestyramin, Diuretika, Antazida, Protonenpumpenhemmer, Theophyllin, Bisphosphonate (Fosamax, Bonviva u.a) Aromatasehemmer (Anastrozol, Letrozol u.a.)

■ **Vitamin E (Tocopherol)** – ist fettlöslich und dadurch einerseits speicherbar, andererseits schützt es gesunde fettreiche Organe wie z. B. Leber, Gehirn und Nervensystem. Auch die Zellwände jeder einzelnen Körperzelle bestehen aus fettreichen Verbindungen. Schwermetalle und Umweltgifte können freie Radikale bilden, die die Zellwände angreifen und die Zellen schwächen oder zerstören können. Um uns davor zu schützen, benötigen wir Antioxidantien wie das Vitamin E. Ein Molekül Vitamin E kann die 100-fache Menge freier Radikale unschädlich machen und gemeinsam mit Vitamin C die 1000-fache Menge an Fettmolekülen schützen. Besonders profitieren davon das Herz, die Blutgefäße, die roten Blutkörperchen, die Gelenke, die Lungen und das Nervensystem einschließlich der Hirnanhangsdrüse, die als Steuerzentrale aller Hormone gilt. Neben der Schutzfunktion regt Vitamin E auch die Bildung von Abwehrzellen (B-Lymphozyten) an. Es gilt als natürlicher Blutverdünner, der das Blutungsrisiko nicht erhöht.

Symptome bei Vitamin-E-Mangel:
Nervosität, Reizbarkeit, beschleunigte Hautalterung, Altersflecken, Infektanfälligkeit, Instabilität der Erythrozyten, Gangunsicherheit, Muskelschwäche, Nervenzellschäden, Unfruchtbarkeit, Schilddrüsenfunktionsstörungen

Erkrankungen, die mit einem erhöhten Vitamin-E-Bedarf einhergehen:
Akute Pankreatitis, Allergien, Diabetes mellitus, Arthrose, Rheuma, M. Bechterew, Multiple Sklerose, Herz-Kreislauf-Erkrankungen, Krebserkrankungen, Morbus Parkinson, Epilepsie, Morbus Alzheimer, Amyotrophe Lateralsklerose, Infektionskrankheiten, grauer Star, Makuladegeneration, Retinitis pigmentosa, Zöliakie, Magen-Darm-Erkrankungen

Arzneimittel, die den Vitamin-E-Bedarf erhöhen:
Neuroleptika (Haloperidol), Schmerzmittel (Diclofenac), Colestyramin, L-Dopa, Zytostatika (Cisplatin, Bleomycin u. a.)

MINERALIEN

■ **Calcium –** ist das häufigste Mineral im menschlichen Körper. Ein Erwachsener besitzt ca. 1,2 Kilogramm Calcium, wovon sich der Großteil (ca. 1 kg) in den Knochen befindet. Da einige Schwermetalle bevorzugt in den Knochen eingelagert werden (Blei, Cadmium), ist Calcium ein natürlicher Gegenspieler einer Schwermetallablagerung im Skelettsystem. Darüber hinaus ist es ein Baustein für gesunde Zähne, hat antiallergische Eigenschaften und ist wichtig für die Stabilität der Zellwände. Ein besonders calciumreiches Getreide ist Amaranth, welches eine für den Knochenaufbau ideale Verbindung mit Phosphor besitzt. Calcium ist als intrazellulärer Botenstoff für die Energiebereitstellung in den Körperzellen unbedingt notwendig. Bekommt eine Zelle einen Impuls oder besser gesagt einen Auftrag, die ihr typische Funktion auszuüben (z. B. eine Muskelkontraktion oder eine Hormonproduktion), dann muss sie dafür Energie mobilisieren. Dies geschieht mit Hilfe von Calcium in den Mitochondrien der Zelle. Blei, Quecksilber, Cadmium und andere Schwermetalle blockieren den Calciumhaushalt und damit nahezu jede grundlegende Zellfunktion.

Symptome bei Calcium-Mangel:
Herzrhythmusstörungen, Hypotonie, Herzinsuffizienz, trockene Haut, Ekzeme, Haarausfall, Krämpfe, Brüchigkeit der Nägel, gestörte Zahnentwicklung, gestörter Knochenstoffwechsel, Durchfall, Verdauungsstörungen, Katarakt (grauer Star) beider Augen, Papillenschwellung (selten), Inkontinenz

Erkrankungen, die mit einem erhöhten Calcium-Bedarf einhergehen:
Osteoporose, Knochenbrüche, rheumatische Erkrankungen, chronisches Müdigkeitssyndrom, chronische Darmerkrankungen, Lactoseintoleranz, Darmkrebs, Störung von Leber, Galle oder Bauchspeicheldrüse, Prämenstruelles Syndrom, Allergien, Bluthochdruck
Arzneimittel, die den Calcium-Bedarf erhöhen:
Antazida, ASS, Diuretika, Abführmittel, L-Thyroxin, Kortison, Antibiotika (Aminoglykoside), Chelatbildner

Vitamin D-, Magnesium- und Vitamin-B_6-Mangel stören die Calciumaufnahme und -verwertung.

■ **Kalium** – wichtiges Mineral, das sich überwiegend in den Zellen befindet. Es ist von grundlegender Bedeutung für den Energiehaushalt der Zelle und des gesamten Körpers. Kalium ist verantwortlich für wichtige Funktionen bei der Regulierung des Wasser- und Säure-Basen-Haushaltes – vor allem auch im Zellinneren. Eine ausgewogene Kaliumkonzentration ist wichtig für eine normale Erregbarkeit von Nerven- und Muskelzellen. Am Herzmuskel ist Kalium an der Reizbildung, Reizweiterleitung und Muskelkontraktion vorrangig beteiligt. Sowohl ein Kaliummangel als auch ein -überschuss kann zu lebensgefährlichen Herzrhythmusstörungen führen.

Symptome bei Kalium-Mangel:
Antriebslosigkeit, Müdigkeit, Muskelschwäche, Herzrhythmusstörungen, Kollaps, erhöhtes Herzinfarktrisiko, Bluthochdruck, Verstopfung, Appetitlosigkeit, Übelkeit, Abnahme der Insulinsensitivität und der Glucosetoleranz

Erkrankungen, die mit einem erhöhten Kalium-Bedarf einhergehen:
Anorexie, Bulimie, Diabetes, Durchfall, Erbrechen, Hypercortisolismus, Hyperaldosteronismus, Verbrennungen, Nierenerkrankungen, chronischer Missbrauch von Abführmitteln

Arzneimittel, die den Kalium-Bedarf erhöhen:
Diuretika (Furosemid, Thiazide), Betablocker, Chelatbildner, Coffein, Theophyllin, Antibiotika (Penicilline, Aminoglykoside), Kortison, Zytostatika

Arzneimittel, die den Kalium-Spiegel erhöhen (Gefahr der Hyperkaliämie):
Blutdruckmedikamente (ACE-Hemmer, Amilorid/HCT, AT1-Antagonisten, niedermolekulare Heparine, Schmerzmittel (Diclofenac, Ibuprofen) Antibiotika (Cotrimoxazol), kaliumsparende Diuretika (Spironolacton, Triamteren)

■ **Magnesium** – ist nicht nur für die Muskel- und Herzmuskelaktivität lebensnotwendig, sondern auch an der Energieproduktion im Körper maßgeblich beteiligt und wirkt an der Stabilität und Durchlässigkeit der Zellwände mit. Ist ein Schwermetall in die Zelle vorgedrungen und schädigt es die Erbinformation, so kann dies zum Zelltod führen oder zur Entstehung von Krebs. Um dies zu verhindern, sind verschiedene Enzyme ein Leben lang aktiv, um neu entstandene Schäden an unserem Erbgut zu reparieren. Magnesium ist ein wichtiger Faktor dieser Reparaturenzyme und schützt damit aktiv unsere körperliche Identität vor Schwermetallen, Umweltgiften und anderen schädigenden Einflüssen.

Symptome bei Magnesium-Mangel:
rasche Erschöpfbarkeit, erhöhtes Schlafbedürfnis, Lidzucken, Ängste, Depressionen, Muskelkrämpfe (in der Wadenmuskulatur, in den Gefäß- und Eingeweidemuskeln), Koronarspasmen, Kopfschmerzen, Migräne (diffuse und/oder migräneartige Kopfschmerzen sind die Regel), unklare Oberbauchbeschwerden und Koliken, neurologische Ausfälle (TIAs), die zur zeitweiligen Sauerstoffunterversorgung des Gehirns führen; Frauen neigen zu Schwangerschaftskomplikationen wie Erbrechen, Ödemen, Harneiweiß, Bluthochdruck (Präeklampsie und Eklampsie) und Fehlgeburten

Erkrankungen, die mit einem erhöhten Magnesium-Bedarf einhergehen:
Erkrankung der Nebennieren (Hyperaldosteronismus), Erkrankungen der Schilddrüse und Nebenschilddrüse (Hyperthyreose, Hyperparathyreoidismus), Diabetes mellitus (schlecht eingestellter), akute Pankreatitis, Magen-Darm-Entzündungen, Reizdarm, Lebererkrankungen, Krebserkrankungen, AIDS
Angeboren: Gitelman-Syndrom, Schwartz-Batter-Syndrom

Arzneimittel, die den Magnesium-Bedarf erhöhen:
Antazida, ACE-Hemmer, Bisphosphonate, Chelatbildner, Diuretika (Furosemid, Thiazide), Herzglykoside (Digitalis), Colchicin, Abführmittel, Zytostatika (MTX, Cisplatin, Carboplatin), Thyroxin, Kortison, Antibiotika (Aminoglykoside, Tetracycline)

Vitamin-B_1- und B_2-Mangel, Zink, Alkohol und Kaffee erhöhen die Magnesiumausscheidung oder verringern die Magnesiumaufnahme.

SPURENELEMENTE

Spurenelemente, sind Substanzen, die nur in sehr kleinen Mengen im menschlichen Körper vorkommen. Der menschliche Körper benötigt sie für viele lebenswichtige Aufgaben. Allerdings sind die benötigten Mengen eher gering. Von jedem Spurenelement werden weniger als 50 Milligramm pro Kilogramm Körpergewicht benötigt. Die Spurenelemente machen insgesamt weniger als 0,1 Prozent der Körpermasse aus. Zusammen mit den Vitaminen und den Mineralien gehören die Spurenelemente sowohl zu den sogenannten Vitalstoffen, da sie lebensnotwendig sind, als auch zu den Mikronährstoffen, da der Körper von ihnen im Gegensatz zu den Fetten, Eiweißen und Kohlenhydraten, den sogenannten Makronährstoffen, nur sehr kleine Mengen braucht.

■ **Bor –** wird im menschlichen Körper für unterschiedliche Stoffwechselprozesse, für den Knochenaufbau und für die Bildung verschiedener Eiweiße benötigt. Außerdem soll Bor das Abwehrsystem des Körpers stärken. Man geht davon aus, dass Bor die Aufnahme von Calcium aus der Nahrung sowie Aufbau, Stärkung und Erhalt des Knochens fördert. Zudem soll es Einfluss auf Herstellung, Aktivität und Erhalt gewisser Eiweiße, Enzyme und Hormone, insbesondere der Sexualhormone Östrogen und Testosteron, haben.

Symptome bei Bor-Mangel:

Gelenkschmerzen und verringerte Knochenstabilität mit erhöhtem Risiko für Knochenbrüche, Osteoporose, Muskel- und Wadenkrämpfe, verstärkter Haarausfall, geschwächtes Immunsystem, Störungen des Calcium-, Magnesium-, Phosphor- und Vitamin-D-

Haushaltes, Aufmerksamkeits- und Merkfähigkeitsstörungen. Ein Bormangel erhöht womöglich das Risiko eines Prostatakarzinoms.

Symptome bei Borüberschuss:
Bei einem Borüberschuss, auch Borvergiftung genannt, erhält der Körper zu viel Bor, was für den Körper giftig ist. Betroffene Personen leiden bei einer akuten Borvergiftung kurze Zeit nach Zufuhr von zu viel Bor an Übelkeit, Erbrechen, Durchfall, Ohnmacht, Hautrötungen, Muskelkrämpfen und Nackensteifigkeit.
Bei Dosierungen von 3–9 mg/Tag sind keine Nebenwirkungen bekannt. Intoxikationserscheinungen werden bei extrem hoher Dosierung von bis zu 500 mg pro Tag beobachtet.

Erkrankungen, die mit einem erhöhten Bor-Bedarf einhergehen:
Osteoporose, Arthrose, Rheuma, Demenz, hormonelle Störungen („Osteoporose in den Wechseljahren"), Prostatakarzinom

Arzneimittel, die den Bor-Bedarf erhöhen:
Abführmittel, Colestyramin, Diuretika

■ **Selen –** ist ein lebenswichtiges Spurenelement, welches eine bedeutende Rolle bei der Entgiftung von Aluminium, Blei, Cadmium und Quecksilber spielt. Zusätzlich schützt Selen auch vor den Auswirkungen von Schwermetallen im Körper und ist für die Bildung selenhaltiger Enzyme verantwortlich. Da der Selengehalt der Ackerböden aufgrund der intensiven Landwirtschaft meist sehr gering ist, sind alle Nahrungsmittel, die in Mitteleuropa wachsen, relativ selenarm. Im Sinne der Vorbeugung ist es ratsam, 1–2-mal pro Jahr die Selenkonzentration im Blut messen zu lassen und/oder Selen als Nahrungsergänzung zuzuführen. Um keine Überversorgung zu erzielen, sollte man sich von Arzt oder Apotheker beraten lassen und sich an die Empfehlungen der Präparate-Hersteller halten.

Symptome bei Selen-Mangel:
dilatative Kardiomyopathie (Herzmuskelerweiterung und -schwäche), Herzinsuffizienz, rheumatisch-arthritische Beschwerden, Schwächung des Immunsystems, Augenerkrankungen, Müdigkeit,

Leistungsschwäche, Haarausfall, gelegentlich Leberfunktionsstörungen, Verfärbungen der Fingernägel, Muskelschwäche, Infertilität

Symptome bei Selen-Überschuss:

Haarausfall, brüchige Fingernägel, Neuropathien. Bei akuter Überdosierung: knoblauch-rettichartiger Mundgeruch, Übelkeit, Durchfall, Bauchschmerzen.

Dosierungen unter 400 µg Selen pro Tag gelten als sicher.

Erkrankungen, die mit einem erhöhten Selen-Bedarf einhergehen:

Autoimmunthyreoiditis (Hashimoto-Thyreoiditis), Lymphödeme, Verbrennungen, Asthma, Atopische Dermatitis, Herz-Kreislauf-Erkrankungen (z. B. Kardiomyopathie) Immunschwächen: Entzündungen, Sepsis, Tumorerkrankungen, AIDS, Rheuma, chronisch entzündliche Darmerkrankungen (Morbus Crohn, Colitis ulcerosa)

Arzneimittel, die den Selen-Bedarf erhöhen:

Antazida, Abführmittel, Chelatbildner, Kortison, Diuretika, Antiepileptika (Valproinsäure), evtl. auch Statine, Zytostatika

■ **Zink** – ist ein Schlüssel im Immunsystem. Ohne Zink arbeitet das Immunsystem an keiner Stelle so, wie es sollte. Zink ist an der Arbeit von über 300 Enzymen beteiligt und ein wichtiger Schutzfaktor gegen die Belastung durch Arsen, Blei, Cadmium, Nickel, Quecksilber und weitere Schwermetalle. Der Körper hat in einem gewissen Rahmen die Möglichkeit, der täglichen Schwermetallbelastung entgegenzuwirken. Ein Weg ist dabei die Bildung von Eiweißverbindungen, die Schwermetalle in der Zelle binden. Diese Eiweiße heißen Metallothioneine und sind von Zink abhängig. Sie finden sich vermehrt in Zellen der Leber und der Niere. Diese Organe sind aufgrund ihrer Entgiftungsfunktion Zielorte der Schwermetalle. Aber auch im Magen-Darm-Trakt, der wichtigsten Eintrittspforte der Schwermetalle, finden sich die metallbindenden Eiweiße als zusätzlicher Schutz. Sogar die Bauchspeicheldrüse, die ohne eigene Organkapsel verletzbarer ist, wird durch Metallothioneine geschützt. Bei

Schwermetallbelastungen kann die Metallothionein-Konzentration um das 40-Fache ansteigen. Dies stellt für Leber, Niere, Bauchspeicheldrüse und Darm wichtige Schutzmechanismen gegenüber den Schwermetallen dar und entlastet damit nicht zuletzt auch den ganzen Körper. Ohne Zink ist diese Schutzwirkung jedoch nicht möglich.

Symptome bei Zink-Mangel:

Müdigkeit und Abgeschlagenheit, nachlassende geistige und körperliche Leistungskraft, Infektanfälligkeit, Wundheilungsstörungen, Schleimhautschäden: Aphten, Durchfälle, Appetitverlust, Gewichtsabnahme, Sehschwäche in der Dunkelheit, Geruchs- und Geschmacksverlust, Depressionen, Aggressionen, Lernschwäche

Erkrankungen, die mit einem erhöhten Zink-Bedarf einhergehen:

ADHS, Akne, Allergien, Haarausfall, Essstörungen, Herpesinfektion, Diabetes, Rheuma, Maculadegeneration, Neurodermitis, Schuppenflechte, Ulcus cruris, Tumorerkrankungen, akute und chronische Infektionen, Impotenz

Arzneimittel, die den Zink-Bedarf erhöhen:

Antazida, Antibiotika, Blutdruckmittel (Enalapril, Captopril), orale Kontrazeptiva, Blutfettsenker (Bezafibrat), Diuretika (Thiazide, Furosemid, Torasemid), Antiepileptika (Valproinsäure, Phenytoin), Chelatbildner.

Auch bei Zink besteht die Möglichkeit, dass man zu viel des Guten zuführt und eine Überdosierung auftritt. Diese führt zu einem Kupfermangel, der wiederum zu Blutarmut, Müdigkeit, Schwäche und Ähnlichem führt. Bei kurzfristiger massiver Überdosierung treten Übelkeit und Erbrechen auf, was bis zum Koma führen kann. Eine langfristige Einnahme von 30 mg Zink pro Tag gilt als unbedenklich. Bei erhöhter Ausscheidung von Zink kann auch eine höhere Zufuhr eine Zeit lang nötig sein. Oft liest man auf der Verpackung von Zinkpräparaten höhere Mengen-Angaben, die sich aber nicht auf die reine Zinkmenge beziehen, sondern Zusatzstoffe (Aminosäuren, ...) mit einbeziehen.

BALLASTSTOFFE

Dies ist ein Überbegriff für eine Gruppe ganz unterschiedlicher Pflanzeninhaltsstoffe. Man unterscheidet lösliche und unlösliche Ballaststoffe. Lösliche Ballaststoffe finden sich in Haferflocken, Vollkornprodukten und Bohnen. Sie werden von den Darmbakterien teilweise aufgespalten und können so über die Darmschleimhaut in die Blutbahn gelangen, wo sie beispielsweise das gefäßschädliche LDL-Cholesterin binden und um bis zu 75% senken können. Unlösliche Ballaststoffe wirken regulierend auf den Stuhlgang ein. Sie werden nicht aufgespalten und auch nicht vom Körper aufgenommen. Stattdessen quellen sie unter Einwirkung von Flüssigkeit im Darm und füllen diesen, wodurch die Darmbewegung und -entleerung angeregt wird.

Einen hohen Gehalt an Ballaststoffen findet man in Bohnen, Erbsen, Linsen, Vollkornprodukten, Vollkornflocken, Äpfeln, Birnen, Pflaumen, Beerenobst, allen Kohlsorten, Karotten, Kartoffeln, Nüssen, roter Bete, Lauch und Sellerie.

■ **Buttersäure (Butyrat)** – zählt zu den kurzkettigen Fettsäuren, die durch die bakterielle Fermentation von Kohlenhydraten gebildet werden und in hohen Konzentrationen innerhalb des Dickdarmes anwesend sind. Sie ändert die Erregbarkeit der Nervenzellen des Darmes und regt so die Darmbewegungen an. Ferner dient sie den Epithelzellen des Dickdarms als Energiequelle, was ihre Schutzwirkung vor Polypenbildung und Entartungen der Dickdarmschleimhaut erklärt. Buttersäure wirkt entzündungshemmend im Darm und regt das Wachstum lebenswichtiger Bifidobakterien an. Buttersäure kann zum Schutz und zur Therapie bei erhöhter Durchlässigkeit der Darmschleimhaut eingesetzt werden (Leaky-Gut-Syndrom). Dadurch kann Buttersäure den Körper vor einer zusätzlichen Aufnahme von Toxinen und Schwermetallen schützen.

Buttersäure kann aus Pektin (Obst), Inulin (Chicoree, Topinambur) und resistenter Stärke (Kartoffel-, Nudel-, Reissalat, Hülsenfrüchte) gebildet werden. Um große Mängel auszugleichen und eine rasche positive Wirkung zu erlangen, kann Buttersäure auch als Nahrungsergänzungsmittel zugeführt werden (z. B. ButyrEn).

AMINOSÄUREN – EIWEISS – SCHWEFEL

Die Aminosäuren haben eine zentrale Bedeutung als Bausteine der Eiweiße (Proteine). Es gibt 20 verschiedene Aminosäuren, die alle im Körper vorhandenen Eiweiße aufbauen. Die daraus gebildeten Proteine beschleunigen und steuern nahezu jede Aktion in jeder Körperzelle. Unterschieden wird zwischen 10 essentiellen Aminosäuren, die mit der Nahrung zugeführt werden müssen, und 10 nichtessentiellen, die vom Körper selbst gebildet werden können, wenn genügend Bausteine dafür vorhanden sind. Der Name „Aminosäuren" gibt einen Hinweis auf den Stickstoff als ein gemeinsames Merkmal dieser Verbindungen. Dieser Stickstoff stammt ursprünglich aus der Luft. Die Luft besteht zu etwas mehr als einem Fünftel (21%) aus Sauerstoff und zu fast 4 Fünfteln (78%) aus Stickstoff. Ohne Stickstoff wäre unser Leben als Menschen auf der Erde genau so undenkbar wie ohne Sauerstoff. Doch weder Mensch noch Tier können den Stickstoff direkt aus der Luft verwerten. Auch die grünen Pflanzen, die den Sauerstoff unter Lichteinwirkung produzieren, können den Stickstoff der Luft nicht ohne fremde Hilfe in energiereiche Verbindungen umwandeln. Einzig und allein die darauf spezialisierten Bakterien können den Stickstoff der Erdatmosphäre aufnehmen. Oft leben sie in Symbiose mit Pflanzen und stellen ihren Wirtspflanzen den atmosphärischen Stickstoff zur Verfügung, die daraus die Aminosäuren aufbauen. Dies ist sozusagen die ursprüngliche Quelle der Aminosäuren und damit auch des Eiweißes, das aus den Aminosäuren aufgebaut wird. Wer also glaubt, er müsse viel Fleisch essen, um viel Eiweiß aufzunehmen, der irrt sich. Bakterien und Pflanzen sind die eigentlichen Eiweißlieferanten. Im Gegensatz zu Fett und Stärke kann der menschliche Körper keine überschüssigen Aminosäuren speichern. Das bedeutet, dass jeden Tag Aminosäuren in der Nahrung vorhanden sein müssen.

Die essentiellen Aminosäuren, die mit der Nahrung zugeführt werden müssen, sind Arginin (besonders wichtig für Kinder und Jugendliche), Histidin, Isoleucin, Leucin, Lysin, Methionin, Phenylalanin, Threonin, Tryptophan und Valin. Sie finden sich in zahlreichen Lebensmitteln:

- Arginin – ist nötig für Knorpel und Knochen, fördert die Entspannung der Blutgefäße und die Wundheilung. Es unterstützt auch das Immunsystem im Kampf gegen Viren, Bakterien und Krebszellen. Argininreiche Lebensmittel sind Haselnüsse, Erdnüsse, Alfalfa, Rote Bete, Karotten, Sellerie, Salate, Lauch, Rettich, Kartoffeln und alle grünen Gemüse.
- Histidin – wird therapeutisch eingesetzt bei Rheuma, Allergien, Geschwüren und Blutarmut. Man findet es in allen Rüben, Rettich, Sellerie, Gurken, Löwenzahn, Salat, Spinat, Zwiebeln, Knoblauch, Äpfeln, Ananas und Papayas.

(Da der Körper in gewissem Rahmen die Möglichkeit besitzt, Arginin und Histidin auch selbst herzustellen, gelten sie als halbessentiell).

- Isoleucin und Leucin – findet man in Oliven, Avocados, Papayas, Kokosnüssen, Walnüssen, Paranüssen, Bohnen, Erbsen, Linsen, Rosenkohl, Petersilie. Sie regulieren die Thymusdrüse und sind unentbehrlich zur Stärkung des Immunsystems und zur Stresstoleranz.
- Lysin – hilft bei der Produktion von Antikörpern, Hormonen und Enzymen. Aufgrund seiner antiviralen Eigenschaften wird es in der orthomolekularen Medizin zur Behandlung von Herpesinfektionen eingesetzt (4–5-mal 600 mg pro Tag). Lysinreiche Lebensmittel sind Petersilie, grüne Gemüse, Karotten, Rote Bete, orangefarbene Früchte (Aprikosen), Birnen und Trauben.
- Methionin – ist eine schwefelhaltige Aminosäure, die Leber und Bauchspeicheldrüse schützt und für die Entgiftung von Schwermetallen wichtig ist. Sie ist auch am Aufbau von Haut, Haaren und

Nägeln beteiligt. Methionin findet man in fast allen Kohlarten, Meerrettich, Knoblauch, Zwiebeln, Äpfeln und Haselnüssen.

- Phenylalanin – ist ein sehr wichtiger Baustein für verschiedene Botenstoffe im Gehirn, die benötigt werden, um die Bewegung, das Immunsystem und die Leistungsfähigkeit zu steuern. Karotten, Rote Bete, Äpfel, Ananas, Spinat, Petersilie und Tomaten enthalten diese Aminosäure.
- Threonin – ist enthalten in grünem Blattgemüse, Karotten, Papayas und Alfalfa. Es ist ein wesentlicher Bestandteil des elastischen Bindegewebes und unentbehrlich für das Knochenwachstum. Zudem beugt es der Leberverfettung vor.
- Tryptophan – Ist ein natürliches Beruhigungs- und Entspannungsmittel, das einen gesunden Schlaf fördert und Zellen und Gewebe auch im Nervensystem regeneriert. Tryptophan findet sich in Bohnen, Fenchel, Endivien, Löwenzahn und „allem, was in der Erde wächst": Rüben, Rettichen, u.a.
- Valin – gehört mit Leucin und Isoleucin zu den verzweigtkettigen Aminosäuren, die in vielen Lebensmitteln vorkommen. Ihre Aufgabe liegt im Muskel- und Energiestoffwechsel und bei der Stressverarbeitung. Valin findet sich u.a. in Tomaten, Zucchini, Karotten, Rote Bete und Rettichen.

Die 10 nichtessentiellen Aminosäuren, die wir selbst produzieren können, sind Alanin, Asparagin, Asparaginsäure, Cystein, Glutamin-Säure, Glutamin, Glycin, Prolin, Serin und Tyrosin. Auf zwei nichtessentielle Aminosäuren will ich etwas näher eingehen, weil sie von besonderer Bedeutung sind:

- **Glutamin –** ist eine der wichtigsten Bausteine für die Zellen der Darmschleimhaut und somit sehr wertvoll für die Behandlung und Vorbeugung einer „durchlässigen Darmschleimhaut" (Leaky-Gut-Syndrom). Es gilt als Hauptenergiesubstrat der Immunzellen und hilft dort auf vielfältige Weise gegen Viren, Bakterien und Tumorzellen. Glutamin ist auch wichtig für den Muskelaufbau, weil es die Eiweißsynthese der Muskulatur steuert. Im Säure-Basen-Haushalt ist es aktiv an der Entgiftung über die Niere beteiligt. Glutamin fördert das Lang- und Kurzzeitgedächtnis und gilt als konzentrationsfördernd, da es Ammoniak aus dem Gehirn zu entgiften vermag. Ammoniak wird im Darm gebildet, gelangt durch die Darmschleimhaut ins Blut und soll über die Leber und die Nieren wieder entgiftet werden. Ist dies nicht in ausreichendem Maße möglich, so gelangt Ammoniak schließlich ins Gehirn, wo es sehr schädlich ist und zu Benommenheit oder psychischen Beschwerden bis hin zum hirnorganischen Psychosyndrom führt.

Glutamin findet sich in Weizen, Mais, Soja, Kartoffeln und Tomaten. In der Nährstoffmedizin gibt man in der Regel 3-mal täglich 1 Gramm als Nahrungsergänzung.

■ **Cystein (schwefelhaltige Aminosäure) –** gilt als starkes Antioxidans, das die Körperzellen vor Zerstörung durch freie Radikale schützt. Es ist fundamental an der Synthese von Glutathion beteiligt, das ebenfalls ein starkes Antioxidans und körpereigenes Entgiftungsmittel ist. Ist zu wenig Cystein vorhanden, kommt es immer auch zu einem Glutathionmangel. Man schreibt dem Cystein die Fähigkeit zu, den Körper gegen radioaktive Strahlen und negative Umwelteinflüsse zu schützen, Gifte zu neutralisieren und den Alterungsprozess zu verlangsamen. Außerdem ist es wesentlich am Aufbau von Sehnen, Haut, Haaren und Nägeln beteiligt. Mit der Nahrung kann es nicht in wesentlichen Mengen aufgenommen werden. Der Aufbau von Cystein erfolgt in der Leber aus Methionin. In der orthomolekularen Therapie findet Cystein eine breite Verwendung als Antioxidans, zur Unterstützung der Entgiftung und zum Gewebsaufbau.

Eine wichtige Sonderstellung nimmt der Schwefel ein.

■ **Schwefel –** ist keine Aminosäure und kein Eiweiß, sondern ein nichtmetallisches Element, das aber zum Aufbau vieler Aminosäuren notwendig ist. Der Körper enthält etwa 140 g Schwefel und dieser ist ein wesentlicher Bestandteil des Bindegewebes, des

Immunsystems und von Haut und Haaren. Mangelt es dem Körper an biologischem Schwefel, kann dies zu einer ungenügenden Funktion jeder Zelle, jedes Gewebes und jedes Körperorgans führen. Schwefel ist nach Calcium und Phosphor das dritthäufigste Element im Körper – wenn man von den Gerüstelementen Kohlenstoff, Wasserstoff und Sauerstoff einmal absieht. Schwefel ist ebenso wie einige Aminosäuren essentiell, das heißt, der Körper kann Schwefel nicht selbst aufbauen, sondern ist auf die Zufuhr durch die Nahrung angewiesen.

Pflanzliche Schwefellieferanten sind Hülsenfrüchte – Linsen, Erbsen, Bohnen und Gemüsesorten, die scharf schmecken, was von den schwefelhaltigen Senfölen herrührt. Hierzu zählen Meerrettich, Kresse, Kohl, Rettich, Knoblauch, Zwiebeln oder Lauch. Auch in der Nährstoffmedizin ist Schwefel von großer Bedeutung. In Form von MSM wird er oral zugeführt. MSM verstärkt nicht nur die Wirkung der meisten Vitamine und Nährstoffe wie Vitamin C, Coenzym Q_{10}, aller B-Vitamine, Selen und Magnesium, sondern verbessert auch deren zelluläre Aufnahme. MSM wird oral eingenommen eingesetzt zur unterstützenden Behandlung von chronischen Schmerzen, chronischer Müdigkeit, Pilzerkrankungen, Harnleiterinfektionen, Alzheimer, Pneumonie (Lungen), Rheumatismus, Migräne, Fettsucht, Diabetes, Wechseljahresbeschwerden, Leberfunktionsstörungen, Tuberkulose, Heuschnupfen, Morgenmüdigkeit, Hormonschwankungen und Strahlungsschäden. Die deutlichste Wirkung hat der organische Schwefel bei Allergien, Autoimmunerkrankungen wie Arthritis und bei Gelenkschmerzen.

Antioxidans	Wirkung	Nahrungsmittel
Vitamin A / Beta-Carotin	■ Schleimhautschutz, ■ immunstärkend, ■ leberentgiftend	**Aprikosen,** Avocados, Bananen, Brokkoli, Chicorée, Chili (rot), Endiviensalat, Erbsen, Feldsalat, Grünkohl, grüner Tee, Grünspargel, Hagebutten, Hafer, Honigmelone, **Karotten,** Kohl, Kresse, Kürbis, Kürbiskernöl, Mangold, **Mangos,** Matetee, rote Paprika, Papaya, Petersilie, Pfirsiche, Rhabarber, Salat, Sellerie, Spinat, alle Blattgemüsearten, Tomaten, Weizengras, Zucchini
Vitamin B_1	■ Aufbau von Nervenwänden, Bindegewebe, Knorpel und Sehnen	Bierhefe, Avocados, Bananen, Beeren, Blattgemüse, Bohnen, Buchweizen, Chili, (grüne) **Erbsen,** Gurken, Haferflocken, Hirse, Karotten, Kartoffeln, Kichererbsen, Kirschen, Kohl, Kürbis, Linsen, Mais, Mangold, Matetee, Nüsse, Orangen, Papayas, Porree, Radieschen, (ungeschälter) Reis, Rettiche, Rote Bete, Sellerie, Sesam, Pilze (Shitake, Schopftintling), Soja, Sonnenblumenkerne, Paranüsse, Spargel, Spinat, Schwarzwurzeln, Tomaten, **Vollkorngetreide** (in den Randschichten des Korns und im Keim, vor allem in Weizenkeimen), Zwiebeln.
Vitamin B_2	■ unterstützt die Leber bei der Entgiftung von Schadstoffen, ■ wirkt gegen freie Radikale, ■ hilft bei der Regeneration von Gluthation	Avocados, Bananen, Bierhefe, Bohnen, Brokkoli, Buchweizen, **Champignons,** Erbsen, dunkelgrüne Gemüse, Gerstengrassaft, Ginseng, grüner Tee, Grünkohl, Heidelbeeren, Hirse, Karotten, Kartoffeln, Kichererbsen, Kirschen, Kohl, Kopfsalat, Kürbiskernöl, Mandeln, Mangold, Matetee, Papayas, **Shitake-Pilze,** Schopftintling, Porree, Radieschen, Rettich, Rote Bete, Sesam, Soja, Schwarzwurzeln, Sonnenblumenkerne, Spinat, Tomaten und Vollkorngetreide (Weizenkeime)
Vitamin B_3 / Niacin	■ notwendig für den Schutz der Erbinformation vor Umweltgiften, ■ schützt die Schleimhäute	Austernpilze, Avocados, Bananen, Bierhefeflocken, Champignons, Erdnüsse, Hirse, Heidelbeeren, Mangos, Paprika, Pfifferlinge, Radieschen, Rotkraut, Sellerie, Soja bohne, Steinpilze, Tomaten, Vollkorngetreide, Weizenkleie, Wurzelpetersilie

Antioxidans	Wirkung	Nahrungsmittel
Vitamin B_6	■ fördert die Ausscheidung von Aluminium	**Avocados,** Bananen, Bierhefe, grüne Bohnen, Brokkoli, Buchweizen, Chili, Erbsen, Erdnüsse, Hafer(flocken), Hirse, Feldsalat, Fenchel, Grünkohl, Kartoffeln, Kichererbsen, Kohlrabi, Kürbis, Linsen, Porree, Naturreis, Rosenkohl, Sauerkraut, Sellerie, Sesam, Soja, Spinat, Tomaten, Vollkorngetreide, Walnüsse, Wirsing
Vitamin B_{12}	■ schützt das Nervensystem ■ wichtig für die Bildung neuer Zellen	Amaranth, Soja, Blattgemüse (Mangold, Spinat), Vollkornprodukte. Da Vitamin B_{12} nur gering in pflanzlichen Nahrungsmitteln vorkommt, empfiehlt es sich, bei einer rein veganen Ernährung den Blutspiegel regelmäßig zu kontrollieren und B_{12} gegebenenfalls zuzuführen.
Biotin	■ gibt Haut und Haar Struktur und Festigkeit	Vollkorngetreide, Pilze, Hülsenfrüchte, Nüsse
Vitamin C	■ regt die Abwehr des Immunsystems gegen Schwermetalle und Umweltgifte an, ■ schützt das Blut, das Lymphsystem, das Bindegewebe einschließlich Knochen, Knorpel und Zähnen sowie den Zellkern vor freien Radikalen	**Acerolakirsche,** Ananas, Avocado, Blumenkohl, Bohnen, **Brokkoli,** Chicorée, **frischer Chili,** Chinakohl, Edelkastanien Erbsen, frische Erdbeeren, Feigen, Fenchel, Feldsalat, grüner Tee, Grünkohl, **Hagebutten, Heidelbeeren,** Hokkaido-Kürbisse, **Johannisbeeren, Kartoffeln,** Kirschen, Karotten, Kartoffeln, Kresse, Kiwis, Limetten, Löwenzahn, Mangold Mangos, Matetee, Meerrettich, **Orangen, Papaya, Paprika, Petersilie,** Porree Radieschen, Rhabarber, Rosenkohl, Roibuschtee, Rotkohl, Rote Bete, Salat, **Sanddorn, Sauerkraut,** Schnittlauch, Sellerie, Spargel, Spinat, Stachelbeeren, Tomaten, Vollkorngetreide, **Weißkohl, Wirsing, Zitronen,** Zwiebeln u. a.

Antioxidans	Wirkung	Nahrungsmittel
Vitamin E	■ kann die Ablagerung von Blei im Bindegewebe verringern, ■ kann die nervenschädigende Wirkung von Quecksilber vermindern	**kaltgepresste Pflanzenöle:** Sonnenblumen-, Distel-, Raps-, Maiskeim-, Soja- u. Weizenkeimöl, Avocados, Bananen, grünes Blattgemüse, Brunnenkresse, Edelkastanien, Erbsen, Erdnüsse, Hafer, Himbeeren, Kohl, Kresse, Kokosnüsse, **Kürbiskerne,** Leinsamen, Mais, Mandeln, Mangos, **Nüsse,** Paprika, Pflaume, Quinoa, Salat, Soja, Spargel, Sonnenblumenkerne, Schwarzwurzeln, Vollkornprodukte, Weizenkeime, Wirsing
Calcium	■ behindert die Aufnahme von Blei u. Cadmium aus dem Darm, ■ Gegenspieler von Schwermetallen im Knochenstoffwechsel	**Amaranth,** Brokkoli, Fenchel, **Grünkohl, Kohl,** Kokosnuss, Lauch, **Mandeln, Orangen, Quinoa, Sojabohnen (Tofu),** Sellerie(blätter), Spargel, Spinat, Weizenvollkornbrot
Kalium	■ reguliert den Energie-, Wasser- und Säure-Basen-Haushalt der Körperzellen	Äpfel, (getrocknete) Aprikosen, Avocados, **Bananen,** Blattgemüse, **Bohnen, Feigen,** Hirse, **Honigmelonen, Kartoffeln, Linsen,** Mandeln, Nüsse, **Rosinen,** Spargel, Sellerie, Tomaten, Trockenpflaumen, Weizen- und Roggenvollkorngetreide
Magnesium	■ wichtig für die Reparatur der Erbinformation und für eine gesunde Zellteilung, ■ bei Mangel: erhöhte Aufnahme von Aluminium	Artischocke, Chicorée, Erdnüsse, **Gerste,** Hirse, Linsen, Mandeln, Mangold, Nüsse (Hasel-, Walnüsse), **unpolierter Reis,** Schokolade, **Sojamehl,** Spinat, Sonnenblumen kerne, **Weizenkleie**
Bor	■ regelt Calcium- u. Magnesium-Stoffwechsel, ■ wirkt entzündungshemmend	Avocado, Trauben, Nüsse

Antioxidans	Wirkung	Nahrungsmittel
Selen	■ Entgiftung von Cadmium, Aluminium, Blei und Quecksilber, ■ übt wichtige Zellschutzfunktion aus	Bulgur (vorgegarter Hartweizen), Gerste, Kokosnüsse, Paranüsse, Perlgraupen, Sojabohnen, Sesam, Tahin (Sesammus)
Zink	■ erhöht Schutzfunktion des Körpers bei Schwermetallbelastungen, ■ erhöht die Ausscheidung von Schwermetallen, ■ wichtiger Bestandteil von 300 Enzymen, ■ wichtige Funktion im Säure-Basen-Haushalt	Ananas, Äpfel, Aprikosen, Bärlauch, Birnen, Brennnessel, Broccoli, Bulgur, Erdbeeren, Hafer, Hirse, Hülsenfrüchte (Bohnen, Erbsen, **Linsen,** Sojabohnen) Feigen, Knoblauch, Leinsamen, Mangos Meerrettich, Nüsse (Hasel-, Para-, Walnüsse), Pilze, Pastinaken, Pflaumen, Radieschen, Rotkraut, Rucola, Rote Bete, Roggen, Sellerie, Sesam, Sonnenblumenkerne, **Weizenvollkorn,** Zitronen, Zwiebeln
Cystein (schwefelhaltige Aminosäure)	■ erhöht unter anderem die Mobilisation von Blei und Quecksilber, Baustein von Glutathion, einem wichtigen intrazellulären Antioxidans, ■ Baustein der Metallothioneine ■ wichtige Funktion beim Schutz des Nervensystems vor Schwermetallen	Aufbau aus Methionin: fast alle Kohlarten, Meerrettich, Knoblauch, Zwiebeln, Äpfel und Haselnüsse
Melatonin	■ schützt das Nervensystem vor freien Radikalen, die durch Metall-Ionen gebildet werden	Hafer, Gerste, Mais, Reis, Ingwer, Banane, Gurke

Diese Tabelle gibt einen kleinen Überblick über Vitamine und Antioxidantien, die in der Nahrung enthalten sind. Ist der Bedarf an Vitalstoffen erhöht oder sind die Nahrungsmittel durch die industrialisierte Herstellung vitalstoffarm, so kann eine gezielte Zufuhr von Nahrungsergänzungsmitteln für die Vitalstoffversorgung und die damit verbundene Schutzfunktionen sinnvoll sein. Das Forschungsgebiet, das sich damit beschäftigt, heißt „orthomolekulare Medizin". Dies ist strikt von den zahlreichen werbe- und verkaufsorientierten Produkten zu trennen, die oft als „Alleskönner" angepriesen und nicht von einem erfahrenen Arzt oder Therapeuten verordnet werden.

Sehr gute Fachliteratur zu dem Thema hat der Apotheker Uwe Gröber geschrieben, die auch als Quelle für viele Informationen in diesem Ratgeber gedient hat.

■ **Melatonin** – wird in der Nacht vom Körper selbst gebildet. Durch Stresssituationen, Schlafstörungen, einen zu kurzen Schlaf oder ein zu spätes Zubettgehen kann ein erhöhter Melatoninbedarf oder eine unzureichende Melatoninproduktion entstehen. Dadurch kann eine verstärkte Schädigung des Nervensystems durch Schwermetalle entstehen. Um einen erholsamen Schlaf zu fördern und das Nervensystem zu schützen, kann der Verzehr von melatoninhaltigen Nahrungsmitteln hilfreich sein.

SEKUNDÄRE PFLANZENSTOFFE

Neben den Ballaststoffen, den Makronährstoffen (Eiweiß, Kohlehydrate, Fett) und den Mikronährstoffen (Vitamine, Mineralien, Spurenelemente) enthalten Obst, Gemüse und Getreide sogenannte „sekundäre Pflanzenstoffe". Darunter versteht man eine Fülle von Inhaltstoffen, die für die Farbe, den Geschmack und viele positive Wirkungen von Pflanzen im Körper verantwortlich sind.

Man unterscheidet viele tausend sekundäre Pflanzenstoffe, die aufgrund ähnlicher Funktionen in verschiedene Gruppen zusammengefasst werden.

■ **Carotinoide –** kommen in roten, gelben und grünen Früchten sowie in Gemüsen vor und wirken schützend vor der gewebs-, gefäß- und zellschädigenden Wirkung der freien Radikale. Carotinoide schützen vor krankhafter Zellteilung und Krebsentstehung.

■ **Polyphenole –** bilden die größte Gruppe der sekundären Pflanzenstoffe und umfassen weit über 4000 Substanzen. Dazu zählen:

■ Chlorogensäure – behindert die Einnistung von krebsauslösenden Substanzen in den Körper. Sie findet sich hauptsächlich in Paprika, Karotten, Ananas, Erdbeeren und Heidelbeeren.

■ Flavonoide – Überbegriff für verschiedene, meist gelb gefärbte pflanzliche Wirksubstanzen, die die Blutgefäßwände stärken, Entzündungen hemmen, Wassereinlagerungen im Gewebe entgegenwirken, die schädigende Auswirkung von freien Radikalen abfangen, die Herzmuskeldurchblutung verbessern, die Leber schützen, die Galle entgiften, Wasser ausscheiden und Muskeln entkrampfen. Dadurch wirken sie sowohl entgiftend als auch gefäß- und gewebeschützend und tragen so zur positiven Wirkung vieler Kräuter und Nahrungsmittel bei.

■ **Saponine –** wirken über die Schleimhautzellen des Darmes reinigend, immunstärkend und leberentlastend. Sie finden sich in Hülsenfrüchten, Knoblauch, Haferflocken, Spinat und Kräutern wie Thymian, Rosmarin und Salbei. Sie gehen in das Kochwasser über, welches man nach Möglichkeit mitverwenden sollte.

■ **Sulfide –** Schwefelverbindungen, die entzündungshemmend und keimtötend gegen Bakterien, Viren und Pilze wirken und aktiv bei der Entgiftung von Schwermetallen und anderen Schadstoffen und Krebsauslösern beteiligt sind. Man findet sie in Knoblauch, Bärlauch, Schnittlauch sowie in Lauch und Zwiebeln.

KRÄUTERHEILKUNDE

Das Leben auf der Erde, so wie wir es kennen, ist angewiesen auf die lebensspendene Kraft von Bäumen und Pflanzen. Die Wirkung von Heilkräutern gehört seit Jahrtausenden zum Wissensschatz jedes Volkes in jeder Generation. Verschiedene Möglichkeiten und Verfahren existieren um die Heilkraft der Pflanzen zu erschließen. Man unterscheidet dabei zwischen der Verwendung frischer und getrockneter Pflanzen.

ZUBEREITUNGSARTEN

Verwendung von Frischpflanzen:

■ Kauen von frischen Pflanzen (Löwenzahnblätter, Klee, Sauerampfer, wilder Knoblauch, Kresse).

■ Würzen mit Frischkräutern möglichst direkt aus dem Garten (Petersilie, Rosmarin, Salbei, Melisse).

■ Essen von Wildkräutern oder -salaten (Frühlingskräuter, Brennessel, Geißfuß, Bärlauch).

■ Trinken einwandfreier Frischpflanzensäfte, die nicht hitzekonserviert sind.

■ Trinken von Frischkräutertees. Viele Pflanzenheilkräfte werden oft erst durch die Teezubereitung wirksam.

■ Anwendungen von Frischpflanzenessenzen und Urtinkturen, in denen wichtige Frischpflanzenwirkstoffe enthalten sind.

Anwendung von getrockneten Kräutern:

- Tee aus getrockneten Kräutern
- Tinkturen aus Trockenkräutern
- Würzen mit Trockengewürzen
- Kauen und Auslaugen von getrockneten Wurzeln (zum Beispiel Kalmuswurzel bei Magenschwäche und zur Raucherentwöhnung)

Zur schonenden und wirkungsvollen Verwendung von Heilpflanzen gibt es verschiedene Empfehlungen, die die speziellen Eigenschaften der verschiedenen Kräuter berücksichtigen. Zu den wichtigsten Tee- Zubereitungsformen zählen:

Sekundenaufguss (Infus)

Vor allem frisch gepflückte aromareiche Blüten und Blättern werden nur kurz überbrüht. Dadurch bleiben ihre aromatischen Heilkräfte erhalten, die beim Kochen der Pflanzen teilweise zerstört würden.

Standarddosierung:
2 Teelöffel (TL) der zerkleinerten Pflanze werden mit ¼ Liter eines gerade siedenden Wassers überbrüht. Man lässt sie 20 bis 30 Sekunden lang ziehen, rührt einmal um und seiht ab.
Hierzu sollte man kein Metallgefäß verwenden.

Minutenüberbrühung (Infus)

Sie dient zur schonenden Zubereitung von getrockneten Blüten und Blättern. Man verwendet dabei in der Regel eine kleinere Menge als bei Frischpflanzen, lässt diese aber etwas länger ziehen.

Standarddosierung für Minuteninfus:
1 TL mit ¼ Liter kochendem Wasser überbrühen und 3 Minuten ziehen lassen, bevor man sie abseiht.

Kaltansatz (Mazerat)

Vor allem Schleimdrogen, wie Leinsamen, Eibisch, Isländisch Moos, Käsepappel, aber auch Tausendgüldenkraut, Kalmus, Beinwurz und Mistel werden kalt angesetzt, um sie möglichst schonend zuzubereiten und ihre Inhaltsstoffe zu schützen. Dazu übergießt man die verordnete Menge mit kaltem Wasser, lässt sie über Nacht bei Zimmertemperatur stehen. Am Morgen wird der Kaltansatz zunächst bis auf Trinktemperatur erwärmt und dann abgeseiht.

Standarddosierung für einen Kaltansatz:
1 gehäufter TL auf ¼ Liter Wasser

Heißansatz (Infus-Mazerat)

Für die Zubereitung von harten Wurzeln, Rinden und Hölzern mit reichem Gehalt an ätherischen Ölen (Alant, Baldrian, Engelwurz, Meisterwurz) eignet sich am besten der Heißansatz. Hierzu werden die zerkleinerten Pflanzenbestandteile mit kochendem Wasser übergossen und anschließend bis zum Erkalten stehen gelassen. Erst dann wird abgeseiht.

Standarddosierung:
1 bis 2 TL pro ¼ Liter kochendem Wasser

INHALTSSTOFFE DER HEILKRÄUTER

Die körperliche Wirkung der Heilkräuter wird im Wesentlichen durch ihre Inhaltstoffe bestimmt. Die Bedeutung, welche diese Stoffe zur Unterstützung der Entgiftungsorgane haben, will ich Ihnen an einigen Beispielen zeigen.

■ **Gerbstoffe –** Die Gerbstoffe besitzen eine starke abdichtende und schützende Wirkung für den Magen-Darm-Trakt, die durch die Vernetzung der Bindegewebsfasern von Haut und Schleimhäuten zustande kommt. So wird der Körper bei den weit verbreiteten chronischen Reizzuständen der Darmschleimhaut vor der Aufnahme von Schadstoffen geschützt. Darüber hinaus besitzen die Gerbstoffe eine leicht blutstillende Wirkung, eine entzündungshemmende Wirkung an der Magen- und Darmschleimhaut und eine Darmmuskel- und -drüsen beruhigende Wirkung.

Gerbstoffe bilden im Darm zusammen mit Schwermetallen schwer lösliche Verbindungen und können so die Aufnahme der Schwermetalle in den Körper behindern und ihn dadurch schützen. Ähnliches gilt auch für Medikamente, was zu einer Wirkungsabschwächung führen kann. Gerbstoffe findet man in Eichenrinde, in Heidelbeeren und Preiselbeeren, in Blutwurz, Hamamelis, Hirtentäschel, Kriechendem Günsel, Gänsefingerkraut, Pfefferminze, Pfennigkraut, Venushaar, Weidenrinde, kleinblütigem Weidenröschen und in grünem Tee.

■ **Schleimstoffe –** Als Schleimstoffe bezeichnet man besondere Zuckerverbindungen, die Wasser binden und dadurch stark aufquellen können. So entstehen schleimige Flüssigkeiten, die eine besondere abdichtende und entzündungshemmende Wirkung auf die Schleimhäute ausüben. Dies gibt der Magen- und Darmschleimhaut einen zusätzlichen Schutz vor Umweltbelastungen. Wichtig ist dies vor allem, wenn bereits Allergien oder Entzündungen durch Nahrungsmittelunverträglichkeiten bestehen. Schleimbildend sind unter anderem Leinsamen, Flohsamen, Eibischwurzel, Malve, Isländisch Moos, Käsepappel, Spitzwegerich und Bockshornklee.

■ **Bitterstoffe** – Hierbei handelt es sich um den Überbegriff für alle Inhaltsstoffe, die einen bitteren Geschmack vermitteln. Dadurch wird grundsätzlich eine Anregung der Verdauungssäfte, einschließlich des Galleabflusses, erzielt, was einerseits die Verwertung der Nahrung unterstützt und andererseits die Leber- und damit auch die Körperentgiftung unterstützt. Darüber hinaus haben die Bitterstoffe auch eine allgemein anregende und stärkende Wirkung auf die Muskulatur des Magen und des Darmes sowie auf Herz und Kreislauf. Dies unterstützt eine raschere Ausscheidung von Schadstoffen aus dem Körper. Löwenzahn, Wermut, Tausendgüldenkraut, Schafgarbe, Eisenkraut, Ingwer, Enzian, Bitterklee und Kalmus sind nur einige typische Vertreter bitterstoffreicher Pflanzen.

Zu den Inhalts- und Wirkstoffen der Heilpflanzen zählen auch die ätherischen Öle. Aufgrund ihrer vielfältigen Anwendungsmöglichkeiten werden diese im folgenden Kapitel ausführlicher beschrieben.

ÄTHERISCHE ÖLE

„Womit wir uns hier im Grunde beschäftigen, das ist das Wesen der Dinge, das sind Vibrationen, Schwingungen."

(Robert. B. Tisserand: „Das ist Aromatherapie-Heilung durch Duftstoffe", Freiburg 1993)

Der Duft der Blumen, Sträucher und Bäume beruht auf ihrem Gehalt an ätherischen Ölen. Durch ihre Bestandteile und ihre Auswirkungen auf den menschlichen Körper unterscheiden sie sich von den fetten Nahrungsölen wie Oliven- oder Sonnenblumenöl. Die Zusammensetzung der ätherischen Öle ist vielfältig und sehr unterschiedlich. So setzt sich das ätherische Rosenöl beispielsweise aus 200 verschiedenen organischen Verbindungen zusammen. Die Wirkung ätherischer Öle entsteht einerseits durch den direkten Einfluss auf verschiedene Körperfunktionen, andererseits durch ihre Duftwirkung, die über die Riechschleimhaut eine unmittelbare Auswirkung auf das Gehirn und den Hormonhaushalt hat. Diese Eigenschaften macht man sich in der Aromatherapie zu nutzen, in der die reinen, mittels Wasserdampfdestillation gewonnenen Öle verwendet werden.

Diese können über die Haut, über die Atmung oder durch die innere Einnahme angewendet werden. Inhalationen und Mundspülungen mit reinen ätherischen Ölen und die Verwendung von Mischungen ätherischer Ölen mit Trägerölen für Bäder, Wickel, Einreibungen und Massagen sind häufige Anwendungen in der Aromatherapie. Einige Naturheilmedikamente enthalten ätherische Öle zur inneren Einnahme. Das Wirkspektrum der verschiedenen Öle umfasst antientzündliche, antibakterielle, gefäßerweiternde, durchblutungsfördernde, verdauungsfördernde, Galle und Nieren anregende, schleimlösende sowie muskelentkrampfende Eigenschaften. Die Aromatherapie eröffnet mit ihrer Wirkung auf die Körperfunktionen, die Hormondrüsen und das Gehirn vielfältige Möglichkeiten zur Unterstützung der Entgiftungsorgane.

Bäder

Bäder mit ätherischen Ölen entfalten Ihre Wirkung über den Geruchssinn und über die Aufnahme der Öle durch die Haut, die im warmen Wasser besonders gut durchblutet ist. Innerhalb von etwa 20 Minuten werden die Öle über die Haut in den Körper aufgenommen. In der Regel fügt man einem Wannenbad 6–10 Tropfen des ätherischen Öles hinzu. Das Öl kann pur angewandt werden oder mit 1–2 Esslöffeln eines Trägeröles (Olivenöl, Jojobaöl oder ähnliche) oder etwas Honig vermischt werden. Die Zugabe der Ölmischung sollte erst erfolgen, wenn die Wanne voll ist, damit es beim Einlaufen des Wasser nicht unnötig aufgewirbelt wird und verdunstet. Sehr intensive Öle sollten geringer dosiert werden, dies gilt besonders bei sehr trockener und empfindlicher Haut.

Zu den intensiven Ölen zählen: Cajeput, Eukalyptus, Ingwer, Kampfer, Kardamom, Lemongras, Nelke, Pfefferminze, Oregano, Rosmarin, Thymian, Ysop, Zimt und Zitrone. Hier reichen 3 Tropfen Öl pro Vollbad aus.

Wickel

Wickel oder Umschläge können heiß oder kalt verwendet werden. Die Öle werden dabei in einer Schüssel mit dem für die Wickel bestimmten Wasser vermischt. Pro Liter Wasser werden dabei circa 5 Tropfen des Öles verwendet. Bei empfindlicher Haut und intensiven Ölen reichen 2–3 Tropfen aus.

Einreibungen

Pflanzenöle haben eine gute, vielfach bewährte Schutzwirkung für die Haut. Ungesättigte Fettsäuren, Vitamine, Kollagene und andere Inhaltsstoffe schützen und regenerieren die Haut, die täglich vielfältigen Witterungs- und Umwelteinflüssen ausgesetzt ist. Dies ist nicht nur von kosmetischem Interesse. Über eine intakte und widerstandsfähige Haut können auch weniger Schadstoffe aus der Kleidung, den Schuhen oder Körperpflegemitteln aufgenommen werden. Aus der Vielzahl von Pflanzenölen habe ich 3 Öle als Basisöle für die Mischung mit ätherischen Ölen ausgewählt.

- **Avocadoöl –** ist sehr nährstoffreich, mit einem feinem Eigenduft und besonders für trockene Haut sehr gut geeignet.

- **Mandelöl –** ist sehr mild und besonders hautverträglich. Mandelöl besitzt keinen wahrnehmbaren Eigenduft und ist auch dadurch gut zur Mischung mit ätherischen Ölen geeignet.

- **Jojobaöl –** wird aufgrund seiner Ähnlichkeit mit hauteigenen Fetten sehr gut von der Haut aufgenommen. Es ist geruchsneutral und zählt aufgrund seiner Inhaltstoffe sowie seiner feuchtigkeitsspendenden und glättenden Eigenschaften zu den besten Hautpflegemitteln.

Zur Herstellung eines Reflexzonenöles benötigen Sie 50 ml Trägeröl und circa 10 Tropfen eines ätherischen Öles. Die intensiven Öle (siehe „Bäder") sollten etwas sparsamer bei der Einreibung verwendet werden. Vor jeder Anwendung Flasche kräftig schütteln.

Die ätherischen Pflanzenöle werden über die Haut in den Körper aufgenommen und entfalten ihre Wirkung über den Blutkreislauf und das Lymphsystem sowie über die Nervenenden des Unterhautgewebes im gesamten Körper.

Organ – Darm

Ätherisches Öl	Wirkung	Trad. Anwendung
Anis	entkrampfend, magenwirksam blähungswidrig, anregend	Verdauungsstörungen, Blähungen, Koliken, Erbrechen, Migräne
Basilikum	magenstärkend, entkrampfend, darmreinigend	Verdauungsstörungen, Übelkeit, Erbrechen, Bronchitis
Bergamotte	krampflösend, verdauungsfördernd keimabwehrend	Mundentzündung, Verdauungsstörungen: Koliken, Blähungen
Geranie	keimabwehrend, gewebsstärkend, hautheilend, blutstillend	Schleimhautentzündung des Dünndarmes
Ingwer	magenstärkend, appetitanregend, krampflösend, keimabwehrend	Magenkrämpfe, Durchfall, Blähungen, Verdauungsstörungen
Kamille	entzündungshemmend, krampflösend, schmerzlindernd, beruhigend	Gastritis, Magenschmerzen, Blähungen, Krämpfe, Durchfall, Würmer
Kardamom	keimabwehrend, magenstärkend, blähungstreibend	Übelkeit, Erbrechen, Sodbrennen, Blähungen, Erschöpfung
Knoblauch	blutreinigend, entgiftend, antibakteriell, pilztötend	Pilzinfekte, Würmer, Belastung des Blutes durch Darmgifte
Koriander	verdauungsfördernd, krampflösend, nervenwirksam durch Darmgifte	Verdauungsstörungen, Blähungen, Belastungen des Nervensystems
Lavendel	entspannend, gallenanregend, entgiftend	Lebensmittelvergiftungen, Durchfall, Blähungen, Übelkeit
Majoran	wundheilend, beruhigend, krampflösend, verdauungsfördernd, keimabwehrend	Magen-Darm-Krämpfe, Blähungen, Verstopfung, Kopfschmerzen, Bronchitis
Melisse	allgemein stärkend und klärend, kampflösend, verdauungsfördernd	Magen-Darm-Krämpfe, Durchfall, Würmer Übelkeit, Erbrechen, Kopfschmerzen

Ätherisches Öl	Wirkung	Trad. Anwendung
Myrrhe	wundheilend, keimabwehrend, schleimhautschützend	Schleimhautentzündungen der Verdauungsorgane
Nelke	schmerzlindernd, krampflösend, stark keimabwehrend	Zahn- und Mundschleimhautentzündung, Durchfall, Darmparasiten
Pfefferminze	blähungswidrig, magenstärkend, krampflösend, Wurmmittel	Durchfall, Koliken, Blähungen, Würmer, Gallensteine
Rosmarin	muskelanregend, krampflösend, verdauungsfördernd, keimabwehrend	Dickdarmentzündungen, Verdauungsstörungen, Darminfektionen
Teebaumöl	entzündungshemmend, keimabwehrend, antibakteriell	Darminfektionen mit Pilzen und anderen Erregern, Schleimhautentzündung von Mund und Darm
Thymian	anregend, keimabwehrend, krampflösend	Verdauungsbeschwerden, Darmentzündungen, Darmparasiten
Wacholder	beruhigend, kräftigend, abführend	Koliken, Würmer, Gärung im Darm
Zimt	fäulnishemmend, keimabwehrend, blutstillend, zusammenziehend	Schleimhautreizung mit erhöhter Verletzlichkeit , Darmparasiten, Ceylon-Zimt tötet den Typhuserreger

Organ – Leber

Ätherisches Öl	Wirkung	Trad. Anwendung
Fenchel	milz- und leberstärkend, entgiftend, blähungswidrig	Belastung der Leber durch Giftstoffe
Fichte	keimabwehrend, energiespendend	entzündliche Gallenblasenreizung, Leberbelastung

Ätherisches Öl	Wirkung	Trad. Anwendung
Kamille	entkrampfend, beruhigend, entzündungshemmend	krampfhafte Gallen- und Oberbauchbeschwerden; Leberbelastung durch Darmgifte
Karottensamen	leberreinigend, entkrampfend am Gallengang	Leberentzündung, Gallenabflussschwäche
Knoblauch	leberentgiftend, entzündungshemmend, pilz- und bakterientötend	Infektionen, die die Leber belasten (Darmpilze, ...); Leberentgiftungsschwäche
Lavendel	gallenanregend, entgiftend	Gallenabflussstörungen
Mandarine	beruhigend, krampflösend, schmerzlindernd	Leberschwäche, Verdauungsstörungen
Rose	blutreinigend, antidepressiv, abführend, entzündungshemmend	Leberstörungen, Stuhlverstopfung mit Leberbelastung
Rosmarin	stärkend, keimabwehrend, krampflösend	Leberleiden, Gallensteine, Fettstoffwechselstörungen
Salbei	entschlackend, ausgleichend für das vegetative Nervensystem, anregend, kräftigend	leberbedingte Schwächezustände und Schweißausbrüche; leber- und verdauungsfördernd
Thymian	abwehrsteigernd, keimabwehrend, krampflösend	Leberbelastung durch Darminfektionen und Würmer; bei Abwehrschwäche
Zitrone	verdauungsfördernd, antibakteriell, keimabwehrend, stärkend	Leberfunktionsschwäche, Gelbsucht, Leberzirrhose, Beachte: sehr intensiv, bei empfindlicher Haut reizend – Nicht ständig benutzen!
Zypresse	gefäßverengend, venenstärkend, blutstillend, leberstärkend , nervenausgleichend	körperliche Schwäche, Darmfäulnis, leberbedingte Venenschwäche, Hämorrhoiden

Organ – Lymphsystem

Ätherisches Öl	Wirkung	Trad. Anwendung
Bergamotte	keimabwehrend, schleimlösend, krampflösend	Mandelentzündung, Infektionen der Atemwege
Cajeput	entzündungshemmend, schleimlösend, antibakteriell	Erkältung, Erschöpfung, Nasennebenhöhlenentzündung, Harn- und Atemwegsinfekte
Eukalyptus	stark keimabwehrend, schleimlösend, blutreinigend, fiebersenkend	Entzündungen der Atemwege, Harnwege und Verdauungsorgane; Rheuma, Herpes
Kamille	entzündungshemmend, schmerzlindernd, entspannend, harntreibend	Entzündungen der Haut und Schleimhäute, die zu verminderter Schutzwirkung und zu einer erhöhten Aufnahme von Schad- und Giftstoffen führen
Latschenkiefer	keimabwehrend	Atemwegsinfekte
Lavendel	entgiftend über Schweiß, Harn und Galle, beruhigend, entzündungshemmend	Vergiftungen (z. B. durch Lebensmittel); Gewebsverschlackungen und -entzündungen; Rheuma; Infekte der Atemwege und der Verdauungsorgane
Pfefferminze	gewebefestigend, schweißtreibend, entzündungshemmend, auswurffördernd, entgiftend	Lymphentgiftend bei Bronchitis, Asthma, Hautentzündungen, Gärung und Fäulnis im Darm
Rosmarin	schweißtreibend, gewebefestigend, keimabwehrend	Gewebelastung bei Herzschwäche, Leber – und Darmentzündungen und Atemwegsinfekten
Salbei	entschlackend, keimabwehrend, zusammenziehend, anregend, kräftigend	Wundheilung, Mundschleimhautgeschwüre, Darmschleimhautentzündung, Hautausschlag

Ätherisches Öl	Wirkung	Trad. Anwendung
Sandelholz	schleimlösend, entzündungshemmend, harntreibend	Lymphverschlackung der Atemwege; Entzündungen der Schleimhäute der Harnwege und der Verdauungsorgane
Thymian	fäulnishindernd, lymphentgiftend, schleimlösend, abwehrsteigernd, schweißtreibend	Erkältungskrankheiten, Furunkel, Abwehrschwäche
Zitrone	aktiviert die weißen Blutkörperchen, abwehrsteigernd, fiebersenkend	Überforderung des Lymphsystems mit Folge von Hautunreinheiten, Schwächezuständen und Infektionen

Organ – Niere

Ätherisches Öl	Wirkung	Trad. Anwendung
Eukalyptus	blutreinigend, stark keimabwehrend bei Infekten	Infektionen der Harnwege, erhöht die Giftausscheidung aus dem Blut
Fenchel	keimabwehrend, krampflösend, harntreibend	Nierensteine, Koliken; erhöht die Ausscheidung von Schlacken wie z. B. Harnsäure
Fichte	keimabwehrend, stimuliert die Nebennierenrinde	Entzündungen der Harnwege und der Prostata; Rheuma, Gicht, Schwäche
Geranie	beruhigend, kräftigend, harntreibend, schmerzlindernd	Nierensteine, Hautausschlag als Zeichen von mangelnder Entgiftung über die Niere; Gürtelrose
Muskatellersalbei	beruhigend, blutdrucksenkend, krampflösend	Gefäßkrämpfe, Bluthochdruck, stressbedingte Nierenleiden
Römische Kamille	harntreibend, fiebersenkend, beruhigend	Rheuma, Fieber, Harnsteine, Nieren-/Harnwegsinfekte

Ätherisches Öl	Wirkung	Trad. Anwendung
Salbei	entschlackend, keimabwehrend, kräftigend, krampflösend	Abwehrschwäche mit wiederholten Harnwegsinfekten; ungenügende Harnausscheidung
Sandelholz	harntreibend, entzündungshemmend, keimabwehrend	Infektionen der Harnwege
Thymian	harntreibend, anregend, stark keimabwehrend, blutdrucksteigernd	geschwächtes Immunsystem, Erkältung, Harnwegsinfekte
Ysop	kräftigend, keimabwehrend, harntreibend, krampflösend, schleimlösend	Rheuma, Harnsteine, Heuschnupfen, Asthma
Wacholder	kräftigend, blutreinigend, nierenentgiftend	Gicht, Rheuma, Harnwegsinfekte
Zeder	keimabwehrend, wirksam auf Harnblase, harntreibend, beruhigend	Blasenentzündung
Zwiebel	keimabwehrend, entwässernd, harntreibend, schleimlösend	Flüssigkeitsstau im Gewebe; Infektionen der Harnwege
Zypresse	harntreibend, ausgleichend, venenstärkend, schweißhemmend	Rheuma, übermäßiges Schwitzen, Blut im Urin durch Schrankenstörung der Nierengefäße

Einige Öle wie Salbei, Wacholder oder Zypresse sollten nur äußerlich angewendet werden.

Als Faustregel kann man davon ausgehen, dass bei den Ölen, die zur innerlichen Anwendung geeignet sind, eine Tagesdosis von 2–3 Tropfen, 2–3-mal pro Tag mit 1 Glas Wasser nicht überschritten werden soll. Die Anwendungsdauer sollte nicht länger als 4 Wochen betragen. Danach sollten 2 Wochen Pause eingehalten werden, bevor man eine neue kurmäßige Anwendung eines ätherischen Öles beginnen kann. Grundsätzlich richten sich die Dosierung und die Anwendungsdauer nach der Widerstandsfähigkeit des Menschen. Zarte, feinfühlige Menschen benötigen eine geringere Reizstärke als robuste Charaktere. Gemäß der Regel von der Wirkung kleiner Reize (Arndt-Schulze-Regel) ist grundsätzlich von einer zu hohen oder zu langen Dosierung abzuraten.

Arndt-Schultze-Regel

- Schwache Reize regen die Selbstheilungskräfte an.
- Mittelstarke Reize hemmen die Selbstheilungskräfte.
- Starke Reize heben die Selbstheilungskräfte auf.

Werden 10–20 ml bestimmter Öle (Salbei, Anis, Thymian, Zitrone, Fenchel, Nelke, Zimt, Kampfer und Zedernholz) auf einmal eingenommen so führt dies zu einer akuten nicht tödlichen Vergiftung. Zitrusöle, Nelke und Eukalyptusöl können bei zu langer Einnahme auch zu chronischen Vergiftungserscheinungen mit Gewebsschädigungen führen. In seltenen Ausnahmen reagieren Menschen auf ätherische Öle bereits in geringen Mengen allergisch. Wenn Bergamotteöl vor dem Sonnenbad mit der Haut in Berührung kommt, können Flecken entstehen, die unter Umstände Monate bis Jahre sichtbar sind.

Besondere Vorsicht ist in Schwangerschaft und Stillzeit, bei Säuglingen, Kleinkindern und Asthmatikern geboten!

Insgesamt ist das Risiko einer allergischen Reaktion jedoch äußerst gering und bei Einhaltung der vorgeschriebenen Mengen und Hinweise besteht keine Vergiftungsgefahr. In der Regel sollte ein Arzt befragt werden, der in der Anwendung ätherischer Öle Erfahrung hat.

HEILESSIG

Viele Stoffwechselprozesse im Körper des Menschen benötigen Essigsäure, die vom Körper selbst produziert wird. Die sogenannte aktivierte Essigsäure wird in jeder Zelle des menschlichen Körpers zur Energiegewinnung benötigt. Nur eine Zelle, die ausreichend Energie produzieren kann, ist stabil genug, um Umwelteinflüssen standzuhalten. Je energieärmer die Zelle ist, desto anfälliger ist sie. Essig als Naturheilmittel bietet Möglichkeiten zur Stärkung und Gesundheitspflege. Die wirksamen Inhaltsstoffe von Obst, Gemüse und Kräutern werden durch den Essig so verändert, dass sie von den Körperzellen besonders leicht aufgenommen werden können. Ihre Wirkung wird dadurch positiv verstärkt. Am bekanntesten ist wohl der Apfelessig, dessen gesundheitsfördernde Wirkung in vielen Büchern und Artikeln beschrieben ist. Beim Einkauf sollte darauf Wert gelegt werden, dass der Apfelessig naturtrüb ist und die Zutaten aus kontrolliertem biologischem Anbau stammen.

Neben dem Apfelessig gibt es eine ganze Reihe von Heilessigsorten, die in Fachgeschäften erhältlich sind. Weinessig, Ingwer-Trauben-Balsam, Feigenessig und Kirschessig sind nur einige davon. Die Fähigkeit des Essigs, die Nähr- und Heilstoffe von Pflanzen aufzuschließen und zu verstärken, kann man sich auch für die individuelle Gesundheitsvorsorge und Entgiftung zu Nutze machen.

HERSTELLEN EINES HEILESSIGS

Die einfachste und schnellste Möglichkeit besteht darin, naturtrüben Apfelessig mit Gewürzen oder Heilkräutern zu mischen. Man verwendet dabei 500 ml naturtrüben Apfelessig und 20–40 Gramm des jeweiligen Gewürzes (Curcuma, Ingwer, Bockshornklee) oder getrocknete Kräuter (Hirtentäschel, Melisse, Lavendel, Ringelblume).

Praktische Durchführung:
gießen Sie circa die Hälfte des Apfelessigs in ein sauberes Glas, setzen Sie einen Trichter auf die Apfelessigflasche auf, geben Sie das ausgewählte Gewürz/Kraut hinzu, verschließen Sie die Flasche und schwenken Sie einige Male, bis das Gewürz sich mit dem Essig vollständig vermischt hat, anschließend füllen Sie den Heilessig mit dem restlichen Essig wieder auf.

Die volle Wirkung entfalten die Gewürze und Heilkräuter in dem Essig nach circa 2 Wochen, doch Sie können auch sofort mit der Essigeinnahme beginnen. Die Haltbarkeit beträgt etwa 3 Monate

Wirkungen von naturtrübem Apfelessig

- unterstützt die gesunden Darmbakterien und hemmt Fäulnisbakterien
- unterstützt die Bildung von Verdauungsenzymen
- fördert die Ausscheidung von Giften über den Darm
- regt den Stoffwechsel an
- sanfte Unterstützung der Nierenfunktion
- stimuliert das Immunsystem
- unterstützt die Wundheilung
- erhöht die Elastizität des Bindegewebes
- wirkt positiv auf die Fließeigenschaften des Blutes
- enthält Mineralien und Spurenelementen in einer vom Körper gut verträglichen Form

ANWENDUNGSMÖGLICHKEITEN

Je nach gewünschter Wirkung kann Heilessig innerlich oder äußerlich angewandt werden.

Innere Einnahme

2–3-mal täglich 1–2 Teelöffel in 1 Glas Wasser (200 ml) trinken. Bestehen bereits deutliche Beschwerden, die von einer Belastung des Körpers durch Schadstoffe herrühren können, so kann zunächst mit einer geringeren Menge (2-mal 1 Teelöffel) begonnen werden. Bekannt ist auch die Kombination von 1 Esslöffel Apfelessig und 1 Teelöffel Honig mit 1 Glas warmen Wasser als morgendlichen Fitnessdrink.

■ **Mundspülungen –** zur Zahnfleischpflege und Anregung der Entgiftung der Mundschleimhaut wirkt zusammenziehend, entzündungshemmend und sekretionsfördernd

Dosierung: 1–2 EL pro Glas Wasser

■ **Gurgeln –** Bei Hals- und Mandelentzündungen und (morgendlicher) Verschleimung

Dosierung: 2 EL pro Glas Wasser

■ **Klysma/Einlauf –** Nicht nur bei Stuhlverstopfung, sondern auch als zusätzliche Gesundheitspflege können Einläufe oder Klysmen durchgeführt werden. Das nötige Zubehör ist in Sanitätsfachgeschäften oder Apotheken erhältlich. Auch bei täglicher Stuhlentleerung können Stuhlreste im Darm zurückbleiben, die gären und faulen. Dadurch entstehen verschiedene Giftstoffe, die das Lymphsystem, die Leber, den Blutkreislauf und das Nervensystem belasten. Durch Einläufe oder die kleineren Klysmen kann die Entgiftung des Dickdarmes unterstützt werden.

Dem dafür benötigten warmen Wasser kann man 2 El Heilessig pro 500 ml zugeben. Dadurch kommen die positiven Wirkungen des Essigs besonders den unteren Darmabschnitten und den damit in Verbindung stehenden Organen zu gute. Es ist ratsam, keine zu große Flüssigkeitsmenge auf einmal einlaufen zu lassen, da sonst die Darmentleerung zu schnell erfolgt. Kleinere Flüssigkeitsmengen (100–500ml) können leichter mehrere Minuten gehalten werden, was die Wirkung des Einlaufes verstärkt. Mehrere Wiederholungen sind möglich.

Äußere Anwendungen

■ **Badezusatz –** 250 ml Heilessig als Badezusatz

Badedauer: nach Möglichkeit 20 Minuten

Vor dem Bad die Arme und Beine und den gesamten Rumpf – soweit möglich – trockenbürsten. Im Bad mit sanfter Bürste die Problem- oder Reflexzonen reiben. Das Reiben erhöht die Durchblutung und den Lymphfluss und verstärkt so die gewebsentgiftende Wirkung des Bades.

■ **Waschungen –** Für eine Ganzkörperwaschung benötigen Sie 1 El Apfelessig auf 100 ml Wasser und einen Waschlappen. Trocknen Sie sich danach nur ab.

Auch Teilwaschungen der Beine oder Arme nach einem langen Arbeitstag oder um morgens in Schwung zu kommen, sind angenehm und haben über die Energieleitbahnen einen positiven Einfluss auf den ganzen Körper.

■ **Umschläge/Wickel –** Auch für kalte oder warme Umschläge und Wickel gilt die Empfehlung: 1 EL Essig pro 100 ml Wasser. Wenn man einen Heilessig aus Kräutern oder Gewürzen verwendet, so kann man eventuelle Rückstände auf der Haut nach dem Wickel mit warmem Wasser entfernen. Umschläge und Wickel mit einem Heilessig oder einem ätherischen Öl sind nicht nur zur Lokalbehandlung geeignet. Sie entfalten ihre Wirkung über die Reflexzonen auch auf den ganzen Körper.

REFLEXZONEN & CO.

Jede Stelle unseres Körpers ist durch Blutgefäße, Lymphbahnen und feine Nervenverbindungen mit allen anderen Körperzellen verbunden. Aus der Erfahrungsheilkunde, aus der Lehre der Körperfunktionen (Physiologie) und aus der Akupunkturlehre sind die Wechselwirkungen bestimmter Hautbezirke mit den inneren Organen und dem Nervensystem seit langem bekannt. Diese Hautbezirke können zur Gesundheitspflege und zur Unterstützung der Entgiftungsorgane sinnvoll behandelt werden.

Viele Menschen haben schon etwas von der Fußreflexzonenmassage gehört oder selbst schon einmal eine Behandlung erlebt. An den Füßen laufen eine Vielzahl von Nervenenden zusammen, die mit dem vegetativen Nervensystem und den inneren Organen in enger Verbindung stehen. Dies ermöglicht es dem erfahrenen Therapeuten, gezielt einzelne Organsysteme über die Massage der Fußreflexzonen zu behandeln. Ähnliches gilt für unsere Hände, die eine sehr hohe Dichte feinfühliger Nerven besitzen, die unter anderem für unser Fingerspitzengefühl sorgen. Sowohl für die Hände als auch für die Füße gibt es Übersichtstafeln, die die Lage der Organreflexzonen beschreiben. Aus der Akupunkturlehre kennt man Entsprechendes für die Ohren und für den ganzen Körper. Neben der fachkundigen Behandlung durch einen ausgebildeten Therapeuten kann das Wissen um die Reflexzonen auch für den Eigenbedarf des Nicht-Fachmannes genutzt werden.

Bei der Selbstbehandlung kann man grundsätzlich zwischen einer allgemeinen Behandlung großer Hautbezirke oder des ganzen Körpers und speziellen Anwendungen an näher umschriebenen Reflex-

> *Die Anregung des Energieflusses im ganzen Körper dauert nur wenige Minuten und kann öfter am Tag durchgeführt werden. Sie ist die Vorbereitung für die lokale Selbstbehandlung der einzelnen Reflexzonen von Darm, Leber, Niere und Lymphsystem.*

zonen unterscheiden. Es ist empfehlenswert zunächst großflächige Allgemeinbehandlungen durchzuführen, um die Durchblutung, den Lymphabfluss und die Gewebsentgiftung im ganzen Körper anzuregen. Dadurch können auch verkrampfte und verspannte Muskeln entspannt und träge oder schlaffe Muskeln angeregt werden.

Dabei sollte man einiges Grundlegende beachten:

- Ist der Körper so stark überfordert und geschwächt, dass er sehr reaktionsarm ist, so kann es zu Beginn ratsam sein, nur sehr schwache gegensinnige Reize anzuwenden, um den Körper nicht noch mehr zu überfordern.
- Werden Reflexzonenbehandlungen, Wickel und Bäder als belastend und unangenehm empfunden, so sollten sie abgebrochen werden. Sie können Ihren Naturheilarzt oder Heilpraktiker fragen, welche Maßnahmen in Ihrem Fall für Sie sinnvoll sein können.
- Kräftige, aktive Menschen mit Stauungszeichen (roter Kopf, gestaute Blutgefäße im Gesichtsbereich, Bluthochdruck) sowie grundsätzlich gut durchblutete, warme Hautbezirke vertragen Kälte gut.
- Träge, blasse, müde Menschen mit häufigem Kältegefühl sowie blasse, kühle Hautbezirke vertragen Wärme gut.
- Bei Taubheit und beginnender Gefühllosigkeit der Füße sowie fortgeschrittenen Durchblutungsstörungen der Beine keine heißen Fußbädern anwenden.
- Wie alle Körperfunktionen, so unterliegt auch die Wärmeregulation im Körper einem Rhythmus. Die Aufwärmung des Körpers erfolgt von den frühen Morgenstunden an bis zum Nachmittag, die Abkühlung des Körpers findet von ca. 15 Uhr bis in die Nacht hinein statt. Während der Aufwärmphase sind kalte Reize gegensinnig und damit stärker, während der Abkühlungsphase wiederum sind warme Reize gegensinnig und stärker. Dies kann man bei einem reaktionsfähigen Organismus gezielt beachten, um die Wirkung zu verstärken.

Es ist bekannt, dass auf der Körperoberfläche unterschiedliche Temperaturen und elektrische Widerstände gemessen werden können. Darauf beruhen verschiedene Messfahren in der Naturheilkunde (Elektroakupunktur nach Voll-EAV, Thermoregulationsdiagnostik und weitere). Überreizte und überforderte Organe reagieren mit Wärme oder überschießender Energie, welche an bestimmten Hautbezirken gemessen werden können. Gelingt es dem Körper nicht, durch den erhöhten Energieaufwand die Gifte vollständig auszuscheiden, die Krankheitserreger zu neutralisieren oder andere Belastungen auszugleichen, so kann dies zu chronischen Fehlregulationen und Beschwerden führen. Diese werden als Energiemangel und Abkühlung auf der Haut messbar. Ziel vieler Regulationsverfahren und Reflexzonentherapien ist es, die gestaute Energie wieder zum Fließen zu bringen und energiearme Organe dabei zu unterstützen, mit ihren Belastungen fertigzuwerden. Durch Trockenbürsten, Selbstmassagen und weitere Reflexzonentherapien können Sie den Energiefluss im ganzen Körper anregen. Dadurch beugen Sie Energieunterschieden zwischen überlasteten und verarmten Hautbezirken vor und gleichen sie in gewissem Umfang wieder aus. So unterstützen Sie die mit den Reflexzonen verbundenen Organe.

Auswirkungen einer Reflexzonenbehandlung

- Blutkreislauf und Lymphfluss werden stimuliert.
- Die Entgiftung wird im behandelten Gewebe angeregt.
- Die Entgiftungsleistung der Niere wird angeregt.
- Die Entgiftungsleistung der Haut wird verbessert.
- Das vegetative Nervensystem wird entlastet.
- Fernwirkung auf das Hormonsystem und die inneren Organe
- Fernwirkung auf das der Reflexzone zugeordnete Organ – es wird angeregt oder entlastet
- Abschwächung gesteigerter Hormonproduktion und Aktivierung schwacher Hormondrüsen
- Verbesserung der Atmung
- Gelenke werden entlastet und werden beweglicher.

Da der entgiftende Lymphabfluss des gesamten Körpers unterhalb der Schlüsselbeine in der Nähe des Herzens und der großen Blutgefäße in den Blutkreislauf einmündet, gilt als Faustregel, dass man Selbstmassagen von unten nach oben in Richtung des Herzens durchführt.

Eine Selbstmassage am gesamten Körper kann dabei nach folgendem Schema durchgeführt werden:

1) linkes Bein von unten nach oben in 4 Bahnen:
   1. Bahn außen
   2. Bahn vorne
   3. Bahn innen
   4. Bahn hinten
2) rechtes Bein von unten nach oben, wie linkes Bein in 4 Bahnen
3) Gesäßmuskulatur und Lendenwirbelsäule, soweit dies ohne Verrenkungen möglich ist. Tipp: durch leichtes Vorbeugen des Rumpfes ist der untere Rücken leichter zu erreichen. Wenn Sie Hilfsmittel verwenden (Massagegurt, raues Badehandtuch oder Ähnliches), können Sie nach Möglichkeit auch die Brustwirbelsäule bis zu den Schulterblättern und zur Halswirbelsäule mit behandeln.
4) anschließend die Flanken bis zur Achselhöhle
5) den Bauch entweder von außen nach innen und von unten nach oben – oder kreisförmig um den Nabel. Dabei kann man einmal am Nabel beginnen und in größer werdenden Kreisen im Uhrzeigersinn nach außen fahren und ein andermal außen beginnen und mit kleiner werdenden Kreisen nach innen behandeln, mit dem Bauchnabel als Ziel.
6) den Brustkorb in mehreren Bahnen von unten außen nach oben innen zu den Schlüsselbeinen entsprechend dem Verlauf der Rippen
7) den linken Arm in 3–4 Bahnen von unten nach oben bis zu den Schultern und der Halswirbelsäule beziehungsweise der Achse höhle. Auch hier darauf achten dass Außen-, Vorder-, Innen- und

Rückseite behandelt werden, denn überall verlaufen andere Energiebahnen und liegen andere Reflexzonen.
8) Anschließend den rechten Arm entsprechend wie den linken behandeln.
9) Abschließend kann man mit den Fingern kräftig die gesamte Kopfhaut massieren. Dies regt die Durchblutung der Kopfhaut und die Gehirndurchblutung an und wirkt über Reflexzonen und Energiebahnen auf viele weitere Organe ein.

Dieses ist nur ein Anhaltspunkt für den Anfang. Es ist gut, wenn Sie sich bei der Selbstbehandlung auch von Ihrer eigenen Kreativität führen lassen. Die abwechselnde, individuelle Behandlung ist sogar sehr sinnvoll, um die Reaktionsfähigkeit des Körpers zu trainieren und ihn nicht an ein immer gleiches Vorgehen zu gewöhnen. Eine Selbstbehandlung wie oben beschrieben dauert wenige Minuten und kann morgens und abends leicht in den Tagesplan mit eingebaut werden.

Folgende Möglichkeiten der Reflexzonenbehandlung kommen für den Hausgebrauch in Frage:

■ **Bürstenmassage** – Ein Klassiker der Selbstbehandlung ist das Trockenbürsten. Mit einer weichen Massagebürste oder einem Massagehandschuh werden Beine und Arme in Richtung Herz ausgestrichen. Die Bürstenführung kann dabei zunächst in kleinen kurzen Strichen und abschließend in großen langen Strichen erfolgen. Auch das kreis- und spiralförmige Ausstreichen kann mit kleinen Kreisen beginnen und mit großen Spiralkreisen fortgeführt werden.

Die Bürstenmassage der Bauchdecke regt die Durchblutung und die Lymphentgiftung der Bauchorgane an. Sie wird vom Nabel aus beginnend in größer werdenden Spiralkreisen ausgeführt.

Mit Massagegurten oder einem rauen Handtuch wird der Rücken und die Schulter-Nacken Region mit kleinen und großen Strichführungen behandelt.

Variation: Auch mit einer Haarbürste, die mit Noppen ausgestattet ist oder mit einem Kamm kann die Reflexzonenbehandlung durchgeführt werden. Dies ermöglicht auch die Behandlung der Kopfhaut, die viele Reflexzonen aufweist.

■ **Streichen mit den Händen –** An Füßen und Beinen mit beiden Händen aufwärts streichen. Dabei sanften Druck auf das Gewebe ausüben, sodass das unter der Haut gelegene Bindegewebe ausgestrichen wird.

Achten Sie bei der Streichmassage des Bindegewebes darauf, an welchen Stellen Sie einen leichten Widerstand spüren. Dort ist das Gewebe durch Säuren oder Wassereinlagerungen verklebt und aufgequollen. Diese Stellen können durch Kneten oder Reiben so lange behandelt werden, bis sich eine Rötung als Zeichen der verstärkten Durchblutung einstellt. Dies kann zu Beginn etwas schmerzhaft sein, da sich kleine Säurekristalle im Gewebe ablagern können, die bei Druck Schmerzen auslösen. Als Belohnung entlastet die vermehrte Durchblutung diese Hautbezirke, indem sie Giftstoffe und Schlacken mobilisiert und hilft, diese abzutransportieren, wodurch im Idealfall weiterer Schaden verhindert werden kann. Sie können das Streichen des Gewebes auf vielfältige Weise variieren:

Die Streichmassage kann mit großen, langen Strichen oder in kleineren, kürzeren Strichen durchgeführt werden. Sie können auch in größeren oder kleineren Kreisen das Gewebe ausstreichen. Der Druck kann kräftiger und tiefer ins Gewebe gehen oder sanfter und oberflächlicher sein. Wenn das Bindegewebe stark übersäuert ist, dann kann der Druck sehr schnell unangenehm werden. Dies ist allerdings ein Zeichen dafür, dass das Bindegewebe und der Körper dringend Entgiftungsmaßnahmen benötigen. In diesem Fall kann man in einer Intensität weiterbehandeln, die zwar deutlich spürbar, aber nicht sehr unangenehm ist.

■ **Klopfmassage –** Die Klopfmassage wird mit der Hohlhand, der flachen Hand oder der lockeren Faust beider Hände ausgeführt. Man beginnt am linken Fußrücken, geht in schnellen kurzen klopfenden

Bewegungen über Innen- und Außenknöchel zum Unterschenkel, Knie und Oberschenkel. Im ersten Durchgang werden Innen- und Außenseite des Beines mit beiden Händen von Knöchel bis zur Hüfte geklopft. Dies können Sie 3-mal wiederholen und dann im zweiten Durchgang die Beuge- und Streckseite des Beines locker durchklopfen. Auch diesen Durchgang können Sie 3-mal wiederholen.

Anschließend führen Sie die Klopfmassage über die Gesäßmuskeln zur Rückenmuskulatur fort, soweit es Ihnen ohne Verrenkungen möglich ist.

Anschließend klopfen sie wieder mit beiden Händen über den Bauch und den Brustkorb bis hinauf zum Schlüsselbein. Bis jetzt können Sie mit beiden Händen gleichzeitig oder abwechselnd klopfen.

Es ist gut, wenn Sie sich dabei von Ihrem eigenen Gefühl für Ihren Körper führen lassen. Die abwechselnde individuelle Behandlung ist sinnvoll, um die Reaktionsfähigkeit des Körpers zu trainieren.

Im Anschluss klopfen Sie mit Ihrer rechten Hand den linken Arm vom Handgelenk über den Oberarm bis zu Schulter und zur Halswirbelsäule. Dies wiederholen Sie 3-mal und achten dabei bitte darauf, dass Sie den Arm von allen Seiten beklopfen. Nun wiederholen Sie dies mit der linken Hand und dem rechten Arm. Auch hier empfehlen sich mehrere Durchgänge von außen nach innen, um möglichst jede Stelle einmal geklopft zu haben. Probieren Sie einige Klopfstärken aus, um herauszufinden, ob Ihnen ganz sanftes oder eher etwas stärkeres Klopfen gut tut.

■ **Kneten –** Das Kneten des Bindegewebes erfasst auch die darunterliegende Muskulatur mit den vielfältigen Verbindungen zum Nervensystem. Es kann in der gleichen Reihenfolge wie oben beschrieben durchgeführt werden. Auch beim Kneten bieten sich wieder viele Möglichkeiten an, die Behandlung individuell zu gestalten. Man kann nur kleine Hautareale behandeln oder große Muskelgruppen, Sie können oberflächlicher behandeln oder kräftiger in die Tiefe greifen. Auch der Druck kann sanfter oder kräftiger sein. Das kräftige Kneten ermöglicht eine besonders intensive Anregung der Durchblutung und des Lymphflußes. Hier gilt in besonderen Maße was bereits zum Thema Gewebeübersäuerung gesagt wurde: Je belasteter und übersäuerter das Bindegewebe und die Muskulatur ist, desto unangenehmer ist das kräftige Kneten. Umso nötiger ist aber auch die Entlastung des Gewebes.

Sowohl bei der Bürstenmassage als auch bei der Streichmassage der Hände sollten Sie besonderen Wert auf die Kanten der langen Röhrenknochen und die Gelenke legen. Einerseits ist die Haut hier straffer und kann bei besonders empfindlicher Haut leichter verletzt werden, anderseits ist hier das Unterhautgewebe spärlicher als über den Muskeln. Das bedeutet ein gewisses funktionelles Fließhindernis für Blut- und Lymphbahnen, die durch diese schmälere Gewebebrücken führen. Als Folge können sich Schlacken im Gelenkbereich ablagern und zu einer weiteren Verschlechterung der Durchblutung und Entgiftung führen. Der Schlackenstau kann sich auch bis zum nächsten vorgeschalteten Gelenk erstrecken. Beispiel: Bei einer Übersäuerung, Verschlackung und Verdickung des sogenannten Karpaltunnels an der Handwurzel finden sich meist auch Verschlackungen am Unter- und Oberarm und im Ellbogen – und eventuell sogar Schultergelenksbereich. Soll es gar nicht so weit kommen und will man die Gewebeentgiftung sinnvoll unterstützen, so gehört die Behandlung der Gelenke mit zur Selbstmassage.

Gelenke nicht vergessen!
Sie sind Schaltstellen und Engpässe für die Blut-, Lymphgefäße, für die Nerven und das Bindegewebe.
Viele Akupunkturpunkte liegen im Bereich der Gelenke.

Doch die Behandlung von Armen und Beinen ist nicht nur als Lokalbehandlung zu sehen. Aus der Akupunkturlehre stammt die Überzeugung, dass bestimmte Energiebahnen (Meridiane) durch die Extremitäten verlaufen, die direkte Beziehung zu den Inneren Organen besitzen. So findet man an Händen und Füßen die Anfangs- und Endstrecken fast aller Meridiane. Der weitere Verlauf der

Energieleitbahnen erstreckt sich über die nachfolgenden Gelenke an Armen und Beinen, bis sie ins Körperinnere gelangen. Hier an den großen Gelenken liegen wichtige Akupunkturpunkte, die mit der Funktion vieler Organe in Verbindung gebracht werden. An den Sprunggelenken der Füße sowie im weiteren Verlauf im Bereich von Knie- und Hüftgelenken treffen wir auf Akupunkturpunkte, durch die der Energiefluss des Leber-, Milz-, Magen- und Nierenmeridians im Körperinneren reguliert werden kann. An den Hand-, Arm- und Schultergelenken hingegen liegen Regulationspunkte für Herz-, Lungen-, Dick- und Dünndarmmeridian.

Eine gute Gelegenheit, verschiedene Anwendungen zu kombinieren und die Gelenke zu behandeln, bietet ein entspannendes Bad.

■ **Bäder –** Bereits im Abschnitt über den Säure-Basen-Haushalt, den Heilessig und die ätherischen Öle wurden einige Anregungen für Bäder zur Unterstützung der Entgiftungsorgane gegeben. Die Zeit im warmen Bad bietet auch die Gelegenheit, das Gewebe zu kneten, zu bürsten oder zu streichen. Gerade, wenn das Bindegewebe durch Säuren und Schlacken stärker belastet und empfindlicher ist, kann das warme Wasser durch eine Durchblutungsanregung und seine entspannende Wirkung auf die Muskulatur die Selbstbehandlung des Bindegewebes und der Reflexzonen erleichtern. Die Entschlackung wird erleichtert, wenn man vor und nach dem Bad jeweils zwei bis drei Gläser warmes Wasser trinkt.

■ **Wickel und Kompressen –** Umschläge und Auflagen aus Blättern, Pflanzen und Wurzeln sind ein fester Bestandteil im Schatz der Erfahrungsheilkunde. Der Kohlwickel bei Gelenkschmerzen und -entzündungen zählt heutzutage zu den bekanntesten.

Kohlwickel

- 1–2 große Blätter Weißkraut werden mit dem Nudelholz gewalkt um das Austreten des Saftes aus den Blättern zu fördern
- die Blätter mit einer Mullbinde über dem betroffenen Gelenk befestigen und einige Stunden einwirken lassen

Am Sprunggelenk des Fußes können die Kohlwickel auch mit Strümpfen fixiert werden, die darüber angezogen werden. Die Kohlblätter regen die Durchblutung und Entgiftung des Bindegewebes an. Wickel können je nach ihrer Dauer und der angewandten Technik verschiedene Wirkungen entfalten. Sie entziehen Wärme, sie stauen Wärme oder sie wirken schweißtreibend.

Technik der Wickel. Für einen Wickel werden 3 Tücher benötigt:

- Das Innentuch, das direkt der Haut aufliegt, sollte ein grobes Leintuch oder ein Handtuch sein.
- Das Gleiche gilt für das Zwischentuch, welches aber größer als das Innentuch ist.
- Das Außentuch sollte nach Möglichkeit aus Wolle oder Flanell bestehen und die anderen Tücher komplett überdecken.

Lässt man das Innentuch ziemlich nass und bleibt der Wickel nur kurze Zeit bis zum Warmwerden liegen, so wirkt er wärmeentziehend und damit temperatursenkend. Dies kann verstärkt werden, wenn der Wickel mehrmals erneuert wird. Das klassische Beispiel hierfür sind die kalten Wadenwickel zum Fiebersenken.

Wringt man hingegen das nasse Innentuch sehr stark aus und lässt man den Wickel eine ¾ bis 1 ½ Stunden liegen, so wirkt nur ein kurzer Kältereiz auf den Körper. Der Wickel nimmt schnell Temperatur an, staut die Wärme leicht, und ein wesentlicher Wärmeentzug findet nicht statt. Es tritt jedoch eine Dunstbildung auf, die aber wieder unterbrochen wird, bevor es zur Schweißbildung kommt. Solche leicht wärmestauenden Wickel steigern den Stoffwechsel, wirken ableitend, beruhigend und schlaffördernd.

Um eine Schweißbildung zu erreichen, wringt man das nasse Innentuch wie beim wärmestauenden Wickel stark aus und lässt den Wickel so lange liegen, bis Schweißausbruch eintritt. Der schweißtreibende Wickel ist besonders zur Bekämpfung von Erkältungs- und Infektionskrankheiten und zur Anregung der Entgiftung und des Stoffwechsels geeignet.

Die durch die feuchten Wickel eintretende lokale Durchblutungssteigerung der Haut und des Unterhautgewebes führt reflektorisch auch zu einer Durchblutungssteigerung der Organe, die durch sensible Nervenfasern mit demselben Rückenmarksegment verbunden sind, wie die durch den Wickel beeinflusste Hautpartie. Untersuchungen haben gezeigt, dass feuchte, heiße Wickel am Unterarm die 20 bis 30 Minuten belassen werden, die Durchblutung mehr als verdoppeln. Dieser durchblutungsfördernde Effekt hält etwa eine Stunde an.

Informationen zu Wickeln

1. Wickel werden nur im Bett liegend angewandt.
2. Der Patient soll sich bereits vor Anlegen eines kalten Wickels völlig warm fühlen, sonst ist vorher noch für eine gute Erwärmung zu sorgen, zum Beispiel durch Vorwärmen des Bettes, Wärmflaschen, Heizkissen, Wärmestrahler oder ein heißes Fußbad.
3. Vor dem Anlegen Blase und Darm entleeren.
4. Während des Wickels heißen Tee trinken, um die Wirkung zu unterstützen.
5. Kalte Wickel so kalt und heiße Wickel so heiß wie möglich und verträglich anlegen.
6. Führt ein kalter Wickel nach spätestens ½ Stunde nicht zur Erwärmung, muss durch Wärmflaschen und heiße Getränke Wärme zugeführt werden. Tritt auch dann noch keine gute Erwärmung ein, so entfernt man den Wickel, reibt den Körper tüchtig ab und führt weiterhin künstlich Wärme zu.
7. Auch die heißen Wickel müssen entfernt werden, wenn diese abgekühlt sind und der Patient sich nicht wohlig warm fühlt.
8. Das Abnehmen der Wickel soll schnell erfolgen. Danach noch ½ bis 1 Stunde ruhen lassen zum Abklingen der Reaktion. Besteht auch dann noch Schweißabsonderung, so schließt man eine feucht-kalte Abreibung mit Trockenfrottieren an.

Beispiel: feuchter, kalter Leibwickel

Kalte Wickel fördern die Durchblutung, regen Nerven, Stoffwechsel und Verdauung an.

Vorbereitung:

- Baumwolldecke als Unterlage
- darüber ein großes Badehandtuch legen
- darüber ein normal großes Handtuch legen
- evtl. Wollsocken oder dicke Decke für die Füße. Die Füße sollten unbedingt warm gehalten werden.
- Heißen Tee und ein kleines Gästehandtuch bereitlegen.

Durchführung:

- Ein kleines Gästehandtuch in kaltem Wasser tränken und kräftig auswringen, anschließend in einer Schüssel zum vorbereiteten Liegeplatz (Bett, Sofa) transportieren.
- Mit dem Rücken auf die vorbereiteten Handtücher und die Baumwolldecke legen.
- Das kalte, feuchte Gästehandtuch auf den Bauch legen und mit den beiden Handtüchern, auf denen man liegt, zudecken.

Je nach Jahreszeit und Zimmertemperatur kann man sich mit einer weiteren Decke zudecken. Sie sollten nicht frieren, nur der Bauch soll die leichte Kälte spüren.

Wirkung: Durch die anfängliche Abkühlung wird die Selbstregulation des Körpers angeregt. Als Reaktion kommt es zu einer vom Körper erzeugten Erwärmung. Dies führt zu einer Durchblutungsförderung, Stoffwechsel- und Verdauungsanregnung und Entkrampfung des Darmes sowie des gesamten Bauchraumes. Bevor es zu einer erneuten Abkühlung kommt, sollte man den Wickel abnehmen, sich abtrocknen und warm halten. Eine warme Tasse Kräutertee oder Heilessig verstärkt anschließend die Autoregulation des Körpers. Sollte Ihre Reaktionsfähigkeit nicht ausreichen, um nach der sanften Abkühlung zu einer vom Körper erzeugten leichten Erwärmung zu kommen, so ist es ratsam, mit einer Wärmflasche nachzuhelfen.

LAGE DER REFLEXZONEN

Die inneren Organe sind über sensible Nervenfasern mit verschiedenen Körperregionen verbunden. Über diese lässt sich von einem geschulten und geübten Therapeuten der Zustand der Organe erkennen und behandeln. Doch auch zur einfachen Selbstbehandlung und Unterstützung der Entgiftungsorgane sind die Reflexzonen geeignet. Wohl am bekanntesten ist die Fußreflexzonentherapie. Darüber hinaus kennt man Reflexzonensysteme auch an den Händen, an den Ohren und an weiteren Körperstellen.

Zur Selbstbehandlung mit Wickeln, Massagen und Einreibungen eignen sich Reflexzonen, die in der folgenden Übersicht aufgelistet werden.

Nieren

- am Rücken beidseitig direkt unterhalb der hinteren Rippenbögen
- am Hinterhaupt am Übergang zur Halswirbelsäule links und rechts neben der Halswirbelsäule
- am oberen Ende der beiden Darmbeinschaufeln

Leber

- lokal über der Leber am rechten Rippenbogen
- zwischen dem rechten Schulterblatt und der Wirbelsäule

Gallenblase

- direkt neben den Reflexzonen der Leber und
- vorne auf dem großen Schulter-(Trapez-)muskel über dem letzten Drittel des Außenrandes des Schulterblattes

Darm

- über den beiden großen Gesäßmuskeln am oberen Drittel des Steißbeines

Lymphsystem

- Lymphgürtel: unterhalb der Schlüsselbeine, und entsprechend
- am Rücken auf einer gedachten Linie, auf der eine Halskette aufliegen würde

Neben den bereits aufgeführten Möglichkeiten zur Selbstbehandlung ist zur Unterstützung der Entgiftungsorgane auch ein Einreiben mit Schüßler-Salz-Salben an der entsprechenden Reflexzonen möglich. Da die Selbstmedikation mit den sogenannten Schüßler-Salzen eine einfache, sehr beliebte und weit verbreitete Methode ist, wird im Folgenden etwas näher darauf eingegangen. Später wird bei der Vorstellung der einzelnen Entgiftungsorgane nochmals gesondert zu der Frage Stellung genommen, welche Schüßler-Salze für welche Entgiftungsorgane besonders geeignet sind.

BIOCHEMIE NACH DR. SCHÜßLER

Seit über 140 Jahren hat sich die Therapie mit homöopathisch verdünnten Mineralverbindungen bewährt, die von dem deutschen Arzt Dr. Wilhelm Schüßler (1821-1898) begründet wurde. Sie entstand aus dem Bestreben, eine einfache und wirksame Möglichkeit zur Behandlung kranker Menschen zu entwickeln. Die Erkenntnis, dass der Verlust der Zelle an Mineralsalzen zur Krankheit führt, geht auf den Physiologen Jacob Moleschott zurück. Aufgrund eigener Forschungen kam Dr. Schüßler zunächst zu dem Schluss, dass 11 Mineralverbindungen die Grundbausteine des menschlichen Körpers bilden. Es sind die Substanzen, die in der Asche nach dem Verbrennen des Körpers zurück bleiben. Später entdeckte Schüßler noch ein weiteres, sein 12. Mittel. Aus diesen 12 Mineralverbindungen setzt sich die Biochemie nach Dr. Schüßler zusammen. Sie werden als die biochemischen Funktionsmittel bezeichnet. Nach dem Tod von Dr. Schüßler wurden im Laufe der Zeit weitere Mineralstoffe im Blut und Gewebe des lebenden Menschen entdeckt, die als 12 Ergänzungsmittel bezeichnet werden.

Welche Bedeutung die Therapie nach Dr. Schüßler für die Weltgesundheit haben kann, darauf geht Dr. med. Jochen Schleimer in seinem Buch „Salze des Lebens" (siehe Literaturverzeichnis) ausführlich ein.

LÖSUNGSANSATZ ZUR WELTGESUNDHEIT

Dr. med. Jochen Schleimer beschreibt in seinem Buch ausführlich die Anwendungen der Schüßler-Salze durch den Inder B. S. Darbari, der Rechtsanwalt am obersten Gerichtshof in Indien war. Sein ausgeprägtes soziales Engagement führte dazu, dass er über 200000 Menschen in 55 Jahren kostenlos medizinisch behandelte. Dies war ihm möglich, weil er während seines Studiums zunächst die Homöopathie und später die Biochemie nach Schüßler kennenlernte. Diese schien ihm aufgrund ihrer einfachen Handhabung der komplexeren Homöopathie mit ihren vielen, im Einzelfall jeweils neu zu wählenden Mittel überlegen. Als Volksmedizin für die Behandlung vieler armer und kranker Menschen entwickelte er im Laufe seiner Tätigkeit Kombinationen von Schüßler-Salzen für die verschiedensten zum Teil auch sehr schweren Erkrankungen.

Diese Mischungen – so schreibt Schleimer – haben sich in Indien unter ungünstigsten hygienischen Verhältnissen bei schwersten Erkrankungen (einschließlich Pest, Pocken, Cholera) millionenfach bewährt. Dr. Schleimer hat diese Mischungen überprüft und kommt dabei zu dem Ergebnis, dass das biochemische System von B. S. Darbari ein Lösungsansatz zur Weltgesundheitsfrage zu sein scheint. Es wäre begrüßenswert und fortschrittlich, wenn die medizinische Hilfe für die ärmeren Länder um solche einfachen und doch oft hilfreichen Möglichkeiten erweitert würde. Ein großer Vorteil liegt dabei darin, dass auch gut ausgebildete Laien und entsprechend geschulte medizinische Hilfskräfte in der Lage sein könnten, mit den relativ einfach anzuwendenden biochemischen Funktionsmitteln Leiden zu lindern.

DIE BIOCHEMISCHEN FUNKTIONSMITTEL

Es erfolgt nur eine kurze Beschreibung der einzelnen Mittel, wie sie von Dr. Schüßler und später auch von anderen Autoren gegeben wurden. Für den interessierten Leser gelten die Literaturempfehlungen am Ende dieses Buches. Dr. Schüßler schreibt in seinem Standardwerk „Eine abgekürzte Therapie" auf Seite 11: „Auf Grund der oben angegebenen quantitativen Verhältnisse der Zellensalze möge jeder Arzt, der biochemische Mittel anwenden will, nach seinem Ermessen die Dosis wählen." Die von Dr. Schüßler bevorzugten Dezimal-Potenzen sind im Folgenden für jedes Mittel angegeben.

Es bleibt noch anzumerken, dass bei B. S. Darbari im Gegensatz zu Dr. Schüßler oft die Potenz D3 statt der D6 Verwendung findet. Das bedeutet, dass die Mineralien bei Darbari 1000-fach verdünnt (D3) werden, im Gegensatz zur sonst üblichen millionenfachen Verdünnung (D6).

■ Nr. 1: Calcium fluoratum D12

Calcium fluoratum ist Bestandteil der Hautzellen, der elastischen Fasern sowie der Knochen und des Zahnschmelzes. Ein Mangel an Calcium fluor. kann zur Erschlaffung der Gewebeelastizität und -spannkraft führen. Dies kann zu lockeren Zähnen führen, zu erschlafften Venen (= Krampfadern, Hämorrhoiden), zu Organsenkungen (Magen, Darm, Gebärmutter, Harnblase) sowie zu Knochen- und Gelenkschäden.

■ Nr. 2: Calcium phosphoricum D6

Calcium phosphoricum ist bei der Zellerneuerung notwendig und findet sich deshalb in allen Körperzellen, vor allem aber in den Knochenzellen und Zähnen. Während Calcium fluor. vor allem die äußeren Hüllen von Knochen und Zähnen bildet, ist Calcium phosph. für den inneren Aufbau zuständig. Ein Mangel an Calc. phosphoricum führt zu Störungen der Knochenbildung sowie zu Störungen der Zellerneuerung, die gerade bei erhöhter Leistung oder nach schweren Krankheiten und Operationen besonders beansprucht wird.

■ Nr. 3: Ferrum phosphoricum D12

Ferrum phosphoricum findet sich in den roten Blutkörperchen, in den Muskelzellen sowie in den Darmzotten und der Darmwand. Als Hauptbestandteil des roten Blutfarbstoffes Hämoglobin ist es für die

Bindung und den Transport von Sauerstoff im Körper mitverantwortlich. Ferrum phos. ist ein wichtiges biochemisches Mittel bei Entzündungen, Muskelkater und erhöhter Muskelbeanspruchung, Schmerzen und frischen Wunden.

■ **Nr. 4: Kalium chloratum D6**

Kalium chloratum fügt Eiweißbausteine zu Fasern zusammen, kann chemische Gifte binden und ist von Bedeutung als Betriebsstoff für die Drüsen im Körper. Außerdem ist es das zweite biochemische Entzündungsmittel, das eingesetzt wird, wenn das Anfangsstadium vorüber ist und sich eine Entzündung im Körper festzusetzen beginnt.

■ **Nr. 5: Kalium phosphoricum D6**

Kalium phosphoricum ist ein wichtiges Stärkungsmittel für die Leistungsfähigkeit des Körpers. Es findet sich in Gehirn und Nerven, in Muskeln und Blut. Darüber hinaus ist es ein Mittel zur Toxinbindung bei Infektionen und wird bei hohem Fieber eingesetzt.

■ **Nr. 6: Kalium sulfuricum D6**

Kalium sulfuricum übermittelt die Sauerstoffaufnahme in die Zelle. Es befindet sich in den oberen Hautzellen und Muskeln. Fehlt es, so entstehen Abstoßungen der Zellen und der Haut. Es ist das biochemische Mittel für das chronische Entzündungsstadium und wichtig für die Pigmentierung der Haut sowie für die Funktion der Bauchspeicheldrüse.

■ **Nr. 7: Magnesium phosphoricum D6**

Die „Heiße 7“ ist wohl die bekannteste Anwendung von Schüßler-Salzen und bezeichnet die Einnahme von 10 Tabletten Magnesium phos. D6, die in 1 Tasse heißem Wasser aufgelöst werden und anschließend schluckweise getrunken wird. Die „Heiße 7“ ist eine Sofortmaßnahme bei Beschwerden, die durch Muskelkrämpfe ausgelöst werden. Dazu können Wadenkrämpfe, Kopfschmerzen, Bauchschmerzen, Menstruationsbeschwerden, Herzbeschwerden und Rückenschmerzen zählen. Magnesium phos. befindet sich in den Muskeln, in Nerven, Gehirn und Rückenmark, in Knochen, Zähnen und im Blut.

■ Nr. 8: Natrium chloratum (muriaticum) D6

Natrium chloratum befindet sich zum Großteil in der Extrazellular-Flüßigkeit sowie in Knochen, Knorpelgewebe, Magen und Nieren. Natrium chlor. reguliert den Flüssigkeitshaushalt im Körper und hat Einfluss auf den Säure-Basen Haushalt des Extrazellulärraumes. Ferner vermag es Gifte zu binden, beispielsweise nach Insektenstichen.

■ Nr. 9: Natrium phosphoricum D6

Die Nummer 9 der Schüßler-Salze spielt eine wichtige Rolle im Säure-Basen-Haushalt. Dort hat es die Aufgabe, Milchsäure, die im Körper durch Muskeltätigkeit entsteht, zu Kohlensäure abzubauen, damit sie über die Lunge abgeatmet werden kann. Ferner unterstützt es das Lymphsystem bei der Entgiftung von Abbauprodukten, die aus Zucker und Milchprodukten entstehen und das Lymphsystem belasten. Auch bei der Neutralisation von überschüssiger Magensäure ist Natrium phosphoricum beteiligt. Weitere Aufgaben besitzt die „Nummer 9“ in den roten Blutkörperchen sowie in Nerven- und Gehirnzellen.

■ Nr. 10: Natrium sulfuricum D6

Das homöopathische Glaubersalz dient der Ausscheidung von Giftstoffen durch die Anregung der Niere, der Galle und Bauchspeicheldrüse sowie des Darmes.

■ Nr. 11: Silicea D12

Silicea stimuliert das Bindegewebe und steigert die aufnehmende (= entgiftende) Tätigkeit des Lymphsystems.

■ Nr. 12: Calcium sulfuricum D6

Calcium sulfuricum ist das Mittel der Wahl bei chronischen Eiterungen. Es findet sich in Galle und Leber und aktiviert den Stoffwechsel im Bindegewebe.

DOSIERUNG

Bei der Dosierung der Schüßler-Salze in der Selbstbehandlung sollte man unterscheiden, ob die verdünnten Mineralien zur Vorbeugung eingesetzt werden oder bei bereits bestehenden Beschwerden. Fühlt man sich rundum wohl und will seine Entgiftungsorgane bei der täglichen Arbeit unterstützen so empfiehlt sich die Einnahme von täglich 3–5 Tabletten pro Mittel. Benötigen die Entgiftungsorgane mehr Unterstützung, weil die Belastung größer geworden ist, oder bestehen bereist Anzeichen eines eingeschränkten Wohlbefindens, die auf eine mangelhafte Entgiftungsleistung zurückzuführen sind, empfiehlt sich die Einnahme von 7–10 Tabletten pro Tag pro Mittel.

- Vorsorge: 3–5 Tbl. pro Tag pro Mittel
- erhöhter Bedarf: 7–10 Tbl. pro Tag pro Mittel

Die Tabletten werden einzeln gelutscht, wodurch die Aufnahme der Wirkstoffe über die Blutgefäße der Mundschleimhaut direkt in den Blutkreislauf ermöglicht wird.

Alternativ kann man die biochemischen Mineralsalze auch in einer Flasche Wasser auflösen und über den Tag verteilt schlückchenweise trinken. Auch hier empfiehlt es sich, die Trinkflüssigkeit etwas im Mund zu belassen, bevor man sie herunterschluckt, um die Aufnahme der Wirkstoffe zu erleichtern.

Alle Schüßler-Salze lassen sich miteinander mischen.

Die Biochemie nach Dr. Schüßler arbeitet zwar mit homöopathisch verdünnten Mineralien, ist aber keine homöopathische Behandlung im engeren Sinn. Die Schüßler-Salze dienen der gleichsinnigen Wirkung der verdünnten Mineralien und nicht der gegensinnigen, wie dies der Grundgedanke der Homöopathie ist. Es wird also keine Reiz-Reaktions-Therapie, sondern eine Mineralstoffergänzung durchgeführt. Dies ermöglicht auch eine Mischung aller Schüßler-Salze miteinander ohne Wirkungsverlust oder gegensinnige Wirkung.

ENTGIFTUNGSMISCHUNG

Ein Beispiel für eine Entgiftungsmischung mit Schüßler-Salzen:

Zur Vorbeugung:

- Nr. 4 Kalium chloratum D6
- Nr. 5 Kalium phosphoricum D6
- Nr. 6 Kalium sulfuricum D6
- Nr. 9 Natrium phosphoricum D6
- Nr. 10 Natrium sulfurcium D6

Je 3 Tabletten in 1 Liter Wasser auflösen, möglichst in einer Glasflasche aufbewahren und schluckweise über den Tag verteilt trinken.

Weitere Beispiele für organbezogene Entgiftungsmischungen finden Sie bei der jeweiligen Beschreibung der Entgiftungsorgane. Die Darlegungen zu den biochemischen Funktionsmitteln nach Dr. Schüßler sollen natürlich niemanden abhalten, einen Arzt aufzusuchen, wenn ärztliche Hilfe benötigt wird. Ein Schwerpunkt der Schüßler'schen Biochemie liegt auch in der Gesundheitspflege gesunder Menschen, ein Aspekt, der sonst in der Medizin oft zu kurz kommt. Die Schüßler-Salze sind auch als Salben erhältlich und somit lokal – zum Beispiel im Gesicht – als auch an den Reflexzonen einsetzbar.

UNTERSTÜTZUNG DER ENTGIFTUNGSORGANE

DER DARM

„Auf die Selbstvergiftung vom Darm als eine Krankheitsquelle ersten Ranges aufmerksam zu machen und natürliche Wege zu ihrer Vermeidung zu weisen, ist eine der wichtigsten Aufgaben jeder Gesundheitspflege."
(Dr. med. E. Schneider in „Nutze die Heilkraft unserer Nahrung")

Die Darmschleimhaut ist die innigste Kontaktfläche des Körpers mit der Außenwelt. Im Gegensatz zur äußeren Haut, die zum Schutz vor Umwelteinflüssen aus mehreren Zellschichten aufgebaut ist, besteht die Darmschleimhaut nur aus einer Zellschicht. Dies ermöglicht die Aufnahme von Nährstoffen und Flüssigkeit aus der Umwelt zum Ziel der Ernährung und Gesunderhaltung des Körpers. Was wir mit unseren Sinnesorganen als essbar identifizieren und für gut befinden, das nehmen wir als Nahrung zu uns. Es wird durch das Kauen mechanisch zerkleinert und mit Hilfe von Speichel, Magensäure, Galle und Bauchspeicheldrüsensekret chemisch so weit verdaut, dass die Nährstoffe durch die Dünndarmschleimhaut in den Körper aufgenommen werden können. Dabei rechnet man bei einer Trinkmenge von 2 Litern täglich mit einer Bildung von ca. 7 Litern Verdauungssäften im Magen-Darm-Trakt. Diese beinhalten in unterschiedlicher Menge Enzyme, Schleim, Säuren, Mineralien und Emulgatoren, die zur Verdauung der Nahrung nötig sind.

Speichel	1 Liter
Magensekret	2 Liter
Bauchspeicheldrüsensekret	1 Liter
Galle	0,75 Liter
Dünndarmsekret	2,5 Liter

Der größte Teil der Flüssigkeit wird von der Dünndarmschleimhaut mit den darin gelösten Nährstoffen wieder aufgenommen. Nur ca. 1 Liter Wasser kommt im Dickdarm an. Dort werden noch einmal 90% resorbiert, so dass täglich nur 100ml Wasser über den Stuhlgang ausgeschieden werden.

Haben die Nährstoffe die Dünndarmschleimhaut passiert, so werden sie von kleinen Blut- und Lymphgefäßen aufgenommen. Das Blut bringt die Nährstoffe in die Leber, wo sie weiterverarbeitet werden. Über das Lymphsystem werden hauptsächlich Fette transportiert. Mit der Lymphe gelangen sie in die großen Venen des Brustkorbes, die direkt zum Herzen führen. Da aus der Außenwelt auch Schadstoffe, Parasiten und Krankheitserreger durch die Darmschleimhaut in den Körper gelangen können, befinden sich ca. 80% des Immunsystems in Gestalt von Abwehrzellen im Darm. Wer sich diese innige Verbindung des Darmes mit dem Immunsystem bewusst macht, der kann die Bedeutung des Mikrokosmos im Darm für den gesamten Körper leicht erfassen. Neben dem Immunsystem gehören zu einer intakten Darmbarriere auch die natürliche Darmflora mit Milliarden von nützlichen Darmbakterien, eine schützende Schleimschicht und die Zellen der Darmschleimhaut. Beachtlich ist dabei auch die Regenerationsfähigkeit der Darmschleimhaut: die gesamte Dünndarmschleimhaut wird innerhalb von 3–6 Tagen erneuert.

Ist die Barrierefunktion der Darmschleimhaut geschädigt, so besteht eine erhöhte Durchlässigkeit der Darmschleimhaut für Schwermetalle und weitere Schadstoffe. Die daraus entstehende Schwermetallaufnahme in den Organismus kann ein Mehrfaches dessen betragen, was bei intakter Darmschleimhaut aufgenommen wird.

Zu den Faktoren, die zu einer erhöhten Durchlässigkeit der Darmwand führen, zählt die Störung der bakteriellen Darmbesiedlung durch Fehlernährung oder Antibiotika sowie die damit verbundene Candidamykose. Auch Parasiteninfektionen können zu einer Dysbiose und Darmwandschädigung führen. Diese kommen häufiger vor, als bekannt ist, da zu selten eine geeignete Stuhluntersuchung durchgeführt wird. Eine weitere Ursache sind Durchblutungsstörungen der Darmschleimhaut, die zum Beispiel bei einer Stauung im Pfortaderkreislauf entstehen können. Die Pfortader ist die große Vene im Bauchraum, über die das Blut von Darm, Magen, Bauchspeicheldrüse und Milz in die Leber fließt. Bei Lebererkrankungen kann es zum Stau der Pfortader kommen, was Durchblutungsstörungen der Bauchorgane oder Wasseransammlungen in der Bauchhöhle verursachen kann. Noch häufiger als die Durchblutungsstörungen im Bauchraum führen entzündliche und allergische Darmerkrankungen zu einer erhöhten Durchlässigkeit der Darmschleimhaut. Morbus Crohn, Colitis ulcerosa, die Zöliakie und die Laktoseintoleranz sind dabei nur die Spitze des Eisberges. Viel häufiger kommen abgeschwächte Verlaufsformen vor, die nicht auf Anhieb als Darmschleimhautentzündung oder Nahrungsmittelunverträglichkeit erkannt werden. So gibt es beispielsweise wesentlich mehr Milchunverträglichkeiten als klinisch nachgewiesene Laktoseintoleranzen. Wenn Sie unsicher sind, ob bei Ihnen eine Störung der Darmwand besteht, oder wenn Sie nicht wissen, was Sie dagegen tun können, dann empfiehlt sich ein Besuch bei einem erfahrenem Naturheilarzt oder Heilpraktiker.

Aufgaben der Gesundheitsvorsorge

Eine individuelle Gesundheitsvorsorge und eine gesundheitsbewusste Ernährung kann auf vielfältige Weise die Aufgaben des Magen-Darm-Traktes unterstützen und zur Gesunderhaltung des Körpers beitragen. Sie sollte folgende Punkte umfassen:

- Förderung der Sekretion der Verdauungssäfte
- Anregung der Darmbewegungen

- Förderung der gesunden Darmbakterien
- Unterstützung der Schutzwirkung der Darmschleimhaut
- Entzündungs- und Allergiehemmung an der Darmschleimhaut

FÖRDERUNG DER SEKRETION DER VERDAUUNGSSÄFTE

Ernährung

Die Verdauungssäfte sind nötig für eine ausreichende Nahrungsverwertung. Dies wirkt Fäulnis- und Gärungsvorgängen im Darm entgegen, entlastet das Immunsystem, die Leber, das Nervensystem, den Blutkreislauf und das Lymphsystem. Darüber hinaus kann der Körper die Leber und das Blut über die Ausscheidung von Abfallprodukten in der Gallenflüssigkeit entgiften.

Die Verdauungssäfte werden durch Nahrungsmittel, Kräuter und Gewürze angeregt. Dazu zählen: Äpfel, Ananas, Artischocke, Brokkoli, Chinakohl, Oliven, Paprika, Radieschen, Rettich, Meerrettich, Rhabarber, Sauerkraut, Sellerie, Tausendgüldenkraut, naturtrüber Apfelessig, Brunnenkresse, Kresse, Knoblauch, Schnittlauch, Löwenzahn, Zitrone, Zwiebel, Chili, Ingwer, Senf, Basilikum, Beifuss, Estragon, Majoran, Rosmarin und Kalmus

Bitterstoffe, ätherische Öle und Senföle kommen in vielen Nahrungsmitteln vor und fördern die Abgabe von Speichel, Magensäure, Galle und Bauchspeicheldrüsenenzymen. Für alle, die es nicht so bitter oder herzhaft wollen, kann auch ein Apfel vor dem Frühstück oder als Zwischenmahlzeit die Körpersäfte aktivieren.

Heilessige

Ein Teelöffel eines geeigneten Heilessigs mit 1 Glas Wasser vor dem Essen kann ebenfalls die Verdauungssäfte anregen.

Beispiel: Kurkumaessig

- 40 g biologischer Kurkuma

- 500 ml naturtrüber biologischer Apfelessig
- in einer großen sauberen Glasflasche 2 Wochen bei Raumtemperatur lagern
- alle 1–2 Tage Flasche schwenken, um die Bestandteile neu zu mischen
- Dosierung: 1 Teelöffel auf 1 Glas warmes Wasser vor den Hauptmahlzeiten
- Der Kurkumaessig ist geöffnet mindestens 3 Monate haltbar.

Kurkumaessig beruhigt den nervösen Darm und regt die Gallensekretion an. Bei bereits bestehenden Gallensteinen ist der Kurkumaessig eher nicht zu empfehlen. In diesem Fall kann statt Kurkuma auch ein Heilessig mit 30 g Bockshornkleesamen auf 500 ml Apfelessig nach obigem Rezept hergestellt und verwendet werden.

Kräuterheilkunde

Wer keinen Essig mag, der kann sich auch eine Pflanzentinktur aus der Apotheke besorgen oder eine Heilkräutertinktur selbst ansetzen. Das Tausendgüldenkraut ist ein Enziangewächs und reich an Bitterstoffen, die bereits im Mund durch den Kontakt mit der Mundschleimhaut die Magen- und Gallensaftproduktion anregen.

Beispiel: Tausendgüldenkrauttinktur

- 20 g Tausendgüldenkraut mit
- 200 ml gutem Kornschnaps
- in verschließbarem Glas an einem warmen Ort ziehen lassen
- täglich schütteln
- nach 1 Woche abseihen und lichtgeschützt aufbewahren
- Dosierung: 2–3-mal täglich 10–20 Tropfen mit 1 Glas warmen Wasser vor den Mahlzeiten

Für Menschen mit empfindlichen Magen oder erhöhter Magensäureproduktion sei gesagt, dass gründliches Kauen der Nahrung bereits die Grundlage für eine ausreichende Produktion von

Gründliches Kauen ist die Grundlage für eine ausreichende Produktion von Verdauungssäften.

Verdauungssäften bildet. Ein Salat vor dem Essen und die oben aufgeführten Gewürze und Lebensmittel wirken ebenfalls förderlich für Galle, Bauchspeicheldrüse und Dünndarmsekrete.

Teemischung zur Anregung der Verdauungssäfte

- Kalmuswurzel 25 g
- Fenchelsamen 25 g
- Pfefferminzblätter 25 g
- Melissenblätter 25 g
- 1 Tl mit 1 großen Tasse (0,25 l) Wasser als Aufguss, 5–10 Minuten ziehen lassen
- Dosierung: 2-mal täglich 1 Tasse

Ätherische Öle

Neben einer Tasse Tee mit Kalmuswurzeln kann auch ein Sprühstoß eines Aerosols (siehe Kap. „Ätherische Öle“) mit Rosmarin, Basilikum oder Majoranöl vor dem Essen in den Mund die Verdauungssäfte anregen.

Schüßler-Salze

Die Nr. 5 Kalium phosphoricum D6 gilt als Energetikum der Verdauungsdrüsen. Werden 2–4 Tabletten vor dem Essen gelutscht, so regen diese die Verdauungssäfte an und sind zudem hilfreich bei körperlichen und seelischen Erschöpfungszuständen.

ANREGUNG DER DARMBEWEGUNGEN

Eine ausgeglichene, harmonische Darmtätigkeit fördert die Durchmischung der Nahrung mit den Verdauungssäften, ermöglicht einen engen Kontakt des Nahrungsbreies mit der Darmschleimhaut und sorgt für eine geregelte Ausscheidung von Galle, Giftstoffen, verbrauchter Darmschleimhaut und Nahrungsmittelrückständen, die nicht der Ernährung dienen. Die Darmbewegung wird vom Darm bis Nervensystem, durch Hormone und das vegetative Nervensystem gesteuert. 3–15-mal pro Minute erfolgen wellenartige Muskelkontraktionen verbunden mit einer Erweiterung des nachfolgenden Darmabschnittes. Dabei löst der Darminhalt durch Dehnung der Darmwand einen Reflex aus, der die Darmbewegung in Gang setzt. Unlösliche Ballaststoffe quellen im Darm unter Einwirkung von Flüssigkeit und Verdauungssäften auf, und vergrößern so den Darminhalt, was den peristaltischen Reflex auslöst. Dies macht die Bedeutung einer ballaststoffreichen Ernährung für eine geregelte Darmtätigkeit deutlich. Ballaststoffreiche Lebensmittel, die die Darmbewegung anregen, sind: Vollkornprodukte, Vollkorngetreideflocken, Erbsen, Bohnen, Linsen und andere Hülsenfrüchte, Chicoree, Endiviensalat, Pilze, Rotkohl, Sauerkraut, Rosenkohl, Wirsing sowie alle anderen Kohlsorten, Karotten, Kartoffeln, rote Bete, Sellerie, Spargel, Schwarzwurzeln, Äpfel, Birnen, Beerenobst, Pflaumen und Nüsse.

Müsli

Jeder Naturkostladen, jedes Reformhaus und jeder gut sortierte Supermarkt hat eine Vielzahl von verschiedenen Müslisorten zur Auswahl, die als Frühstück eine gute ballaststoff- und nährstoffreiche Grundlage für den Tag bieten. Anstelle von Milch kann man einen Fruchtsaft sowie Reis-, Hafer- oder Sojamilch für sein Lieblingsmüsli verwenden. Es versteht sich von selbst, dass es ratsam ist, bei den Müslizutaten auf gentechnikfreie und biologisch erzeugte Vollkornprodukte zu achten.

Wer unter einer Glutenunverträglichkeit leidet, der kann sich auf der Grundlage von Hirse- oder Reisflocken mit Rosinen, Trockenfrüchten, Nüssen und anderen Zutaten selbst ein Müsli seiner Wahl zaubern.

Wer kein Müsli zum Frühstück mag, der kann auch mit Vollkornbrot, -brötchen oder Obst den Tag beginnen. Wenn Sie ballaststoffreiche Lebensmittel fest in Ihren Speiseplan einbauen und für eine ausreichende Trinkmenge sorgen, so haben Sie wesentliche Aspekte zur Anregung der Darmbewegungen berücksichtigt.

Rezeptbeispiel: Geriebener Karottensalat

- 2–3 große geschälte Karotten fein raspeln, mit
- 2 El Rosinen und
- 2 El Sonneblumenkernen vermischen und
- mit 1 Prise Salz, naturtrübem Apfelessig und einem guten Pflanzenöl (zum Beispiel Kürbiskernöl) abschmecken.

Gut gekaut als Vorspeise, oder Zwischenmahlzeit, wirkt dieser einfache Salat als eine Art kleiner Besen im Darm, der bei regelmäßiger Anwendung aufgrund seines hohen Ballaststoffreichtums auch eine mechanische, entgiftende Wirkung im Darm hat.

Kräuterheilkunde

Aufgrund ihrer anregenden Wirkung auf die Darmbewegung sind unter den Kräutern die Sennesblätter wohl am bekanntesten. Sie bilden einen Hauptbestandteil in vielen fertig gemischten Abführtees. Je nach Dosierung wirken sie leicht bis stark abführend und können bei zu starker Dosierung auch schmerzhafte Krämpfe der Darmmuskulatur auslösen. Wegen ihrer stark muskelanregenden Wirkung dürfen sie während der Schwangerschaft, der Periode, sowie bei Darm- und Harnblasenentzündung nicht angewandt werden. Grundsätzlich empfiehlt es sich bei Sennesblättertees, die vom Hersteller empfohlene Dosierung nicht zu überschreiten. Weniger drastisch wirken Flohsamenschalen, die sehr viele Schleimstoffe enthalten und abführend, entzündungshemmend und entgiftend wirken.

Flohsamen

- 1 El Flohsamen in einem Glas Wasser trinken

Es ist für die bessere Quellfähigkeit wichtig, anschließend 2–3 Gläser Wasser oder Tee zu trinken. Die Quellstoffe befinden sich in den Flohsamenschalen, die auch isoliert verwendet werden können. Es empfiehlt sich, morgens vor dem Frühstück und 1 Stunde vor dem Abendessen je ein Glas zu trinken. Bevor der gewünschte Erfolg eintritt, kann eine mehrtägige Einnahme erforderlich sein.

Wegwartentee

- 1 Tl Wegwartenkraut oder -wurzel mit
- ¼ l kaltem Wasser ansetzen und
- 2 Minuten wallend kochen.
- Dosierung: 3-mal 1 Tasse pro Tag

Die Wegwarte ist eine einheimische Pflanze, die neben ihrer leberfreundlichen, blutreinigenden und entwässernden Wirkung auch die Darmbewegungen anregt.

Ätherische Öle

- Zur Anregung der Darmtätigkeit können Fenchel-, Kümmel-, Majoran-, Rosen-, Rosmarin- und Thymianöl als Aerosol vor oder nach dem Essen über die Mundschleimhaut aufgenommen werden.
- Man kann auch die Reflexzonen des Darmes einsprühen und massieren. Diese befinden sich unterhalb der Rippenbögen und oberhalb der Leiste, also über dem gesamten Bauchraum, sowie im Bereich der Lendenwirbelsäule.
- Zur inneren Einnahme eignet sich 1 Tropfen ätherisches Öl auf 1 Glas warmes Wasser vor dem Essen getrunken. Vorsichtig sollten empfindliche Menschen vor allem beim Thymianöl sein, welches sehr intensiv ist.

Heilessige

Basilikum, Eisenkraut, Gewürznelken und Koriander sind zur Herstellung eines Heilessigs geeignet, um die Darmbewegungen anzuregen.

Basilikumessig

- 10 frische Blätter Basilikum grob zerkleinern und mit
- 100 ml naturtrübem Apfelessig mischen
- Dosierung: 2–3-mal täglich 1 Tl mit 1 Glas warmen Wasser vor oder zwischen den Mahlzeiten

Schüßler-Salze

Die folgende Tabelle gibt einen Überblick über die Wirkung verschiedener Schüßler-Salze auf die Darmfunktion.

Schüßler-Salz	Biochemische Funktion
Nr. 1 Calcium fluoratum D12	kräftigt die erschlafften Darmmuskeln
Nr. 3 Ferrum phosphoricum D12	ist Baustein der Darmmuskeln
Nr. 8 Natrium chloratum D6	erhöht die Erregbarkeit der Muskel- und Nervenzellen des Darmes
Nr. 10 Natrium sulfuricum D6	übt Entleerungsreiz auf die Darmschleimhaut aus

Je 3-mal 2 bis 5 Tabletten pro Tag lutschen oder als Trinkmischung über den Tag verteilt zu sich nehmen

UNTERSTÜTZUNG DER SCHUTZWIRKUNG DER DARM-SCHLEIMHAUT

Ernährung

Schleimstoffe und Gerbstoffe unterstützen die Schutzwirkung der Darmschleimhaut und wirken dadurch einer zusätzlichen Aufnahme von Schadstoffen aus dem Darm entgegen. Sie können bei chronischen Schleimhautentzündungen und -reizungen die Heilung der geschädigten Darmschleimhaut unterstützen. So verringern sie die negativen Auswirkungen, die durch Fäulnis- und Gärungsvorgänge, durch eine Fehlbesiedelung des Darmes mit Darmpilzen, durch krankheitsfördernde Keime, durch Nahrungsmittelunverträglichkeiten und durch Medikamentennebenwirkungen entstanden sind.

Reichliche Schleim- und Gerbstoffe finden sich in: Äpfeln, Brombeeren, Erdbeeren, Heidelbeeren, Leinsamen, Preiselbeeren, Schlehen, Quitten, Bockshornklees, Eibisch, Eichenrinde, Flohsamen, Himbeerblättern, Kamille, Labkraut, Malve, Schafgarbe, Steinklee und Tormentill

Kräuterheilkunde

Eine alte Heilpflanze, die schon im Mittelalter zu den 9 wichtigsten Heilkräutern gezählt wurde, ist der Eibisch. Oft werden die Wurzeln als Heilmittel bei Husten oder Mund- und Rachenentzündungen verwendet. Doch auch die Blüten und Blätter finden als Tee, aufgrund einer Schutzwirkung auf die Darmschleimhaut, Verwendung.

Tee aus Eibischblättern oder -blüten

- 1 Tl mit ¼ Liter kochendem Wasser übergießen
- 10 Minuten ziehen lassen und abseihen
- Dosierung: 3 Tassen pro Tag

Auch die Samen des Bockshornklees sind sehr schleimhaltig. Sie enthalten 20–45% Schleim und haben dadurch eine stark schleimhautschützende Wirkung auf die Verdauungsorgane und die Atemwege. Man kann daraus einen Tee, einen Heilessig oder auch einen Brotaufstrich zubereiten. Für den Tee werden 2 Tl Bockshornkleesamen mit 0,25 l kaltem Wasser als Kaltauszug 2–3 Stunden lang angesetzt, dann kurz erhitzt und anschließend abgefiltert.

Heilessig

Bockshornklee ist einer der ältesten bekannten Heilpflanzen. Er wird bereits 1500 vor Christus in einer medizinischen Handschrift erwähnt. Die verwendeten Samen enthalten viele pflanzliche Eiweiße, Schleimstoffe, Mineralien und Vitamine. Sie regen die Verdauung an, haben ein leicht abführende Wirkung und schützen mit ihren Schleimstoffen die Magen- und Darmschleimhaut. Bockshornkleesamen gelten auch als Stärkungs- und Kräftigungsmittel.

Bockshornklee-Essig

- 30 g biologische Bockshornkleesamen
- 500 ml naturtrüber biologischer Apfelessig
- in großer sauberer Glasflasche 2 Wochen bei Raumtemperatur lagern
- alle 1–2 Tage Flasche schwenken, um die Bestandteile neu zu mischen
- Dosierung: 1 Teelöffel auf 1 Glas warmes Wasser vor den Hauptmahlzeiten
- geöffnet mindestens 3 Monate haltbar.

Wer es lieber etwas fruchtiger möchte, kann auch hochwertige Erdbeeren, Äpfel, Brombeeren oder Quittensaft auf seinen Speisezettel setzen, um die Darmschleimhaut zu schützen.

Ätherische Öle

Die ätherischen Öle von Geranie, Kamille, Myrrhe, Pfefferminze, Salbei, Teebaum, Zimt und Zypresse haben eine schleimhautschützende Wirkung. Sie können Pfefferminz- oder Teebaumöl in geringen Dosierungen auch innerlich einnehmen.

- 1–3 Tropfen des Öles mit
- 1 Glas warmen Wasser
- 2–3-mal täglich

Die Anwendungsdauer sollte nicht länger als 4 Wochen betragen. Danach sollten 2 Wochen Pause eingehalten werden, bevor man eine neue kurmäßige Anwendung eines ätherischen Öles beginnt.

Schüßler-Salze

Ferrum phosphoricum wird bei akuten Schleimhautentzündungen zu Beginn eingesetzt und soll bei chronischen Darmbeschwerden dem Zottenaufbau dienen.

- Dosierung: im Akutzustand bei entzündlichem Durchfall: stündlich 10 Tabletten lutschen, 2–3-mal in Folge
- bei chronischen Beschwerden zum Darmzottenaufbau: 3-mal 3 Tabletten lutschen

Schüßler-Salz	Biochemische Funktion
Nr. 3 Ferrum phosphoricum D12	baut die Dünndarmzotten auf und stabilisiert sie
Nr. 6 Kalium sulfuricum D6	findet sich in der obersten Schicht der Darmschleimhaut
Nr. 8 Natrium chloratum D6	bindet den Schleim und stabilisiert die Schleimhäute

Kalium sulfuricum D6 wird zur Sauerstoffverwertung der Zellen benötigt und unterstützt die Ausscheidung von Giftstoffen über die Darmschleimhautzellen in den Darm. Natrium chloratum D6 bindet den Schleim und stabilisiert die Schleimhäute.

- Dosierung: Nr. 6 und Nr. 8 je 3-mal 2 bis 4 Tabletten pro Tag lutschen

FÖRDERUNG DER GESUNDEN DARMBAKTERIEN

Die Darmflora besteht aus ungefähr **10x10x10x10x10x10x10x10x10x10x10x10x10x10 (10^{14})** Darmbakterien, die für unser Leben unerlässlich sind. Sie spalten Nahrungsmittel auf und produzieren Stoffe, die für unser Immunsystem und alle anderen Organe lebensnotwendig sind. Durch chronische Fehlernährung, Medikamente und Giftstoffe können die gesundheitsfördernden Bakterien reduziert und Krankheitskeime angesiedelt werden. Dies kann sich negativ auf das Immunsystem, das Nervensystem, die Leber, das Herz und die Haut auswirken. Es gibt Ärzte, die der Ansicht sind, dass jede chronische Krankheit auch mit einer Störung der Darmflora einhergeht. Es ist also für unsere Gesundheit von großem Interesse, dass wir unsere Darmflora pflegen. Dazu tragen die bislang aufgeführten Aspekte der Anregung der Verdauungssäfte, der Kräftigung der Darmbewegungen und des Schutzes der Darmschleimhaut einen Großteil bei. Doch es gibt noch weitere Möglichkeiten, Ihre Darmflora zu unterstützen.

Ernährung

Verschiedene Lebensmittel wirken sich besonders günstig auf die Darmflora aus. Dazu zählen: Sauerkraut, alle Kohlarten, milchsauer eingelegtes Gemüse, milchsauer vergorene Gemüsesäfte (Sauerkraut, Karotten, Rote Bete), Porree, Zwiebeln, Grapefruit, Papaya und Rohkostsalate aus Tomaten, Gurken, Paprika, Sellerie, Karotten und Chicorée. Falls der Darm über lange Zeit keine Rohkost erhalten hat, dann kann die Verdauung von rohem Gemüse den Organismus anfangs überfordern. In diesem Fall empfiehlt es sich, das Gemüse zunächst schonend zu garen oder zu dämpfen, um die darin enthaltenen natürlichen Enzyme zu schonen.

Kanne Brottrunk

Ein Klassiker der natürlichen Gesundheitspflege und eines der ganz wenigen Volksheilmittel der Gegenwart ist der „Kanne Brottrunk". Er wurde vor einigen Jahrzehnten von dem Bäcker Wilhelm Kanne entwickelt und ist inzwischen in nahezu jedem großen Drogeriefachmarkt und Reformhaus erhältlich. Durch Milchsäuregärung wird aus Getreide der Brottrunk als eine klare, gelbe Flüssigkeit hergestellt. Dieser schmeckt leicht säuerlich und enthält, in biologisch aufgeschlossener Form, alle Lebensstoffe des ganzen Getreidekornes in natürlicher, milchsaurer Umgebung mit aktiven Enzymen und entwicklungsfähigen Milchsäurebakterien. Die darin enthaltene Milchsäure

- regeneriert die gesunden Darmbakterien,
- erhöht die Sekretion von Verdauungsenzymen,
- entschlackt und entwässert das Grundgewebe,
- verbessert die Sauerstoffversorgung,
- aktiviert den Stoffwechsel,
- entlastet den Kreislauf.

Ich empfehle 3-mal täglich ein Glas Brottrunk vor oder zwischen den Mahlzeiten. Kühl gelagert schmeckt er erfrischender. Wer möchte, kann den Brottrunk auch mit warmen oder kaltem Wasser, naturtrüben Apfelsaft oder einem Fruchtsaft seiner Wahl mischen. Als Grundmischung gilt ein Verhältnis von 1 Teil Brottrunk zu 1 Teil Flüssigkeit.

Guten Morgen Trunk

- 100 ml Kanne Brottrunk
- 100 ml naturtrüber Apfelsaft
- langsam und schluckweise trinken

Entgiftungshilfe

- 100 ml Kanne Brottrunk
- 100 ml schwarzer Johannisbeersaft
- vor- und nachmittags zwischen den Mahlzeiten

Darmfreund

- 100 ml Kanne Brottrunk
- 100 ml Pflaumensaft
- 1–2-mal täglich vor dem Essen oder zwischen den Mahlzeiten trinken

Darm- und Nierenfreund

- 100 ml Kanne Brottrunk
- 100 ml Kirschsaft
- 2-mal täglich 1 Glas

Verdauungshilfe

- 50 ml Kanne Brottrunk
- 50 ml Birnensaft
- 1 Glas vor jeder Mahlzeit

Aus der abgefilterten Gärsubstanz des Brottrunks wird das Kanne-Fermentgetreide gewonnen. Es wird luftgetrocknet und zu einem Pulver vermahlen. Das Fermentgetreide kann sich aufgrund der enthaltenen Ballaststoffe positiv auf die Verdauung auswirken. Durch Zugabe des Fermentgetreides kann der Brottrunk mit Nährstoffen, Mineralien und pflanzlichem Eiweiss aufgewertet werden, was seine aufbauenden und heilenden Kräfte verstärkt. Dazu mischt man 1 Teelöffel Fermentgetreide mit 1 Glas Brottrunk und trinkt dies 1–2-mal täglich.

Kräuterheilkunde

Zucker und kohlenhydratreiche Ernährung begünstigen im Darm Gärungsprozesse mit Bildung von giftigen Fuselalkoholen, wie Propanol und Butanol. Diese können, einerseits die Leber schädigen, andererseits belasten sie die normale Darmflora.

Dem entgegen wirken Kräuter und Gewürze, die die Kohlenhydratverdauung und die Darmflora unterstützten. Dazu zählen Anis, Dill, Fenchel, Kerbel, Koriander, Kümmel, Muskatnuss und Petersilie.

Auch der Verzehr von zu viel Eiweiss ist nicht gut für den Körper. Durch Fäulnisvorgänge entstehen Giftstoffe, die ähnlich, wie bei der Kohlehydratgärung, den Körper und die Darmflora belasten. Die Eiweißverdauung wird durch Knoblauch, Bärlauch, Schnittlauch, Meerrettich, Brunnenkresse, Kapuzinerkresse und Senf gefördert.

Ätherische Öle

Die ätherischen Öle von Anis, Dill, Fenchel, Knoblauch, Koriander, Kümmel und Muskatnuss können als Aerosol oder tropfenweise innerlich – wie bereits beschrieben – eingesetzt werden.

Heilessig

Der einfache naturtrübe Apfelessig mit seinem hohen Gehalt an Enzymen unterstützt die Darmbakterien. Mit Anis, Knoblauch, Kurkuma, Paprika, Senf, Walnussblättern oder Zimt kann ein Heilessig hergestellt werden, mit verstärkter Wirkung gegen übermäßige Darmpilze.

ENTZÜNDUNGS- UND ALLERGIEHEMMUNG AN DER DARMSCHLEIMHAUT

Fäulnis- und Gärungsprozesse, Zusatzstoffe oder Nahrungsmittelallergene können an der Darmschleimhaut chronische, entzündliche Zustände auslösen, die die schützende Schleimschicht, die Darmschleimhaut und die Darmflora schädigen. Dies führt zur nachhaltigen Schwächung der Darmbarriere, wodurch mehr Gift- und Schadstoffe aus der Nahrung in den Körper gelangen. Über die bewusste Auswahl der Ernährung kann man solchen entzündlichen Prozessen entgegenwirken.

Ernährung

Zu den Nahrungsmittelbestandteilen, die eine besonders hohe Bindungsfähigkeit für die verschiedensten Entzündungs- und Schadstoffe im Darm haben, zählt das Pektin. Es kommt in Früchten (Äpfeln, Citrusfrüchte) und Gemüse (Karotten) vor. Pektin zählt zu den Ballaststoffen und bindet im Darm Wasser und verschiedene Schadstoffe. In Verbindung mit Wasser quillt es auf und wirkt wie ein sanfter Besen im Darm, der die Ausscheidung von Giftstoffen erleichtert. Das beruhigt die Darmschleimhaut und schützt den Körper vor Umweltgiften und Allergenen.

Pektin wirkt ausgleichend und heilend bei Durchfall und Verstopfung. Einerseits bindet es Entzündungs- und Giftstoffe, was bei Durchfall hilft, andererseits wirkt es als Quellmittel, welches den Stuhlgang auflockert. Darüber hinaus wurde auch eine cholesterinsenkende und arterienschützende Wirkung des Pektins in vielen wissenschaftlichen Untersuchungen belegt. Besonders pektinreiche Lebensmittel sind: Äpfel, Aprikosen, Birnen, Erdbeeren, Grapefruit (vor allem in der weißen Haut unter der Schale), Himbeeren, Karotten, Kirschen, Melone, Mispel, Orangen, Pfirsiche, Pflaumen , Quitten , Weintrauben und Zitronen.

Weitere Nahrungsmittel wirken entzündungshemmend und enthalten Wirkstoffe, die Schadstoffe im Darm binden.

- **Auberginen** – entzündungshemmend im Darm, entwässernd, schleimlösend
- **Hafer** – reich an löslichen Ballaststoffen, bindet Schwermetalle
- **Karotte** – beugt Lebensmittelvergiftungen vor
- **Knoblauch** – wirksam gegen Darmpilze und andere Krankheitserreger
- **Lauch** – milde Reizwirkung auf die Verdauungsdrüsen
- **Muskatnuss** – entzündungshemmend, schleimlösend
- **Paprika** – erhöht die Produktion von Verdauungssäften und die Bildung von Enzymen
- **Tomaten** – regen die Verdauung, Blutbildung und das Immunsystem an

- **Zwiebel –** stärkt das Immunsystem, unterstützt die Krebsabwehr, regt die Verdauung an, ist wirksam gegen Pilze, Würmer und andere Darminfektionen
- **Zucchini –** Bitter- und Schleimstoffe regen Darmtätigkeit an; Selen, Vitamin C und Beta-Carotin stärken das Immunsystem

Die Aubergine ist eine Verwandte der Tomate und gehört wie diese zu den Nachtschattengewächsen. Sie ist kalorienarm und aufgrund ihres geringen Gehalts an Faserstoffen leicht verdaulich. Traditionell wird sie in der Ernährung von Magen-, Darm-, Leber-, Nieren-, Herz- und Gefäßerkrankungen eingesetzt. Auch Patienten mit Stoffwechselerkrankungen (Diabetes mellitus, Gicht) profitieren von den Inhaltsstoffen der Aubergine. Sie ist reich an sekundären Pflanzenstoffen und enthält Mineralstoffe (Kalium), Aminosäuren (Arginin, Lysin, Leucin), Vitamine (B, C, K) und Spurenelemente. Auberginen sollten nur reif und gut gegart gegessen werden, da sie im unreifen Zustand giftig sind.

Heilpflanzen und Kräuter

Auch Heilpflanzen und Kräuter können die Darmschleimhaut bei Entzündungen beruhigen. Einige Beispiele: Arnika, Blutwurz, Cystus, Eibisch, Eichenrinde, Gänsefingerkraut, Kalmus, Spitzwegerich, Lapachorinde.

Die Rinde des Lapachobaumes ist von großer Bedeutung für die Volksheilkunde Südamerikas. Sie ist von ähnlicher Bedeutung wie die Ginsengwurzel für China und hat für das Immunsystem ein ähnliches Potential wie die Mistel. Die Lapachorinde hat eine starke Wirkung bei Pilzinfektionen, wie beispielsweise bei einer Candida-Infektion der Darmschleimhaut, die nach einer Antibiotika-Therapie, bei Fehlernährung oder bei Immunschwächen auftreten kann. Sie wirkt zudem leber- und lymphentgiftend und verbessert die Sauerstoffversorgung des Blutes.

Lapachorindentee

- 2 El Lapachorinde mit 1 l kaltem Wasser aufgießen
- bis zum Sieden erhitzen und auf kleiner Flamme 5 Minuten warm halten
- anschließend 15 Minuten abkühlen und ziehen lassen
- abseihen und über den Tag verteilt trinken
- Tipp: Im Sommer im Kühlschrank aufbewahren und nach Belieben mit Fruchtsaft mischen

NAHRUNG FÜR DEN DARM

Die Bedeutung einer bewussten Ernährung zur Gesunderhaltung ist vielen Menschen deutlich geworden und inzwischen von großem allgemeinen Interesse. Immer mehr Verantwortliche des Gesundheitswesens haben erkannt, dass der Vorbeugung von Krankheiten eine viel größere Bedeutung beigemessen werden muss, als dies bislang der Fall war. Als 2 Säulen der individuellen Gesundheitsvorsorge werden dabei stets eine gesunde Ernährung und angemessene und ausreichende Bewegung genannt.

Unter den vielen Nahrungsmitteln, die für die Darmgesundheit vorteilhaft sind, findet sich für jeden Geschmack etwas. Obstliebhaber haben dabei eine besonders große Auswahl. So regen Birnen die Darmperistaltik an, sind entzündungshemmend und basisch. Auch Bananen beruhigen die gereizte Darmschleimhaut und haben sich in der Kinderheilkunde bei Zöliakie bewährt. Heidelbeeren enthalten entgiftende Gerbstoffe und wirken abtötend auf krankmachende Kolibakterien. Erdbeeren werden traditionell angewandt bei chronischer Verstopfung sowie bei Entzündungen mit Durchfällen. Ananas und Papayas gelten als enzymreich und verdauungsfördernd. Sie unterstützen die Bauchspeicheldrüse und erleichtern die Nahrungsverwertung. Quitten wirken durch ihren hohen Gerbsäuregehalt adstringierend (zusammenziehend) auf die Darmschleimhaut und erhöhen so die Barrierefunktion des Darmes gegenüber Fäulnis- und Gärungsstoffen. Zudem trainieren sie die schlaffen Darmmuskeln und wirken entgiftend. Anwendung finden sie überwiegend als Quittensaft oder Gelee.

Nahrungsmittel	Gesundheitliche Bedeutung für den Darm
Äpfel	pektin- und ballaststoffreich
Artischocke	mit Bitterstoffen unterstützend für den Fettstoffwechsel, bei chronischen Durchfällen und Magenübersäuerung; zudem reich an Enzymen, die die Schleimhaut stimulieren
Aubergine	entzündungshemmend, verdauungsfördernd
Bratapfel	beruhigende und regulative Wirkung; gute Verträglichkeit auch bei empfindlichem Darm; geeignet bei träger Verdauung, Blähungen, Durchfall, Darmentzündung
Ananas	enzymreich, verdauungsfördernd
Banane	entzündungshemmend, bewährt in der Kinderheilkunde bei Zöliakie
Birnen	fördern die Darmperistaltik, sind entzündungshemmend im Magen-Darm-Bereich und basisch
Blumenkohl	leicht verdauliche Kohlart, deshalb gut für nervösen Magen und Darm
Brokkoli	wirkt entgiftend und zellerneuernd, stärkt die Verdauungsdrüsen durch Bitterstoffe
Chinakohl	seine Senföle sind verdauungsfördernd und abwehrsteigernd
Erdbeere	bei chronischer Verstopfung sowie bei Entzündungen mit Durchfällen
Erdmandelmilch	adstringierend, stoppt Gärungsprozesse im Darm
Grünkohl	verdauungsfördernd, krebshemmend, lindernd bei Magengeschwüren

Nahrungsmittel	Gesundheitliche Bedeutung für den Darm
Heidelbeeren	enthalten entgiftende Gerbstoffe; wirken abtötend auf krankmachende Kolibakterien
Knoblauch	regulierend für die Darmflora: wirksam gegen krankmachende Keime, Bakterien, Viren und Parasiten, schützt aber gleichzeitig die gesunden Darmbakterien
Mohrrüben	beruhigende Wirkung; ballaststoffreich
Fenchel	reich an ätherischen Ölen, die die Durchblutung von Magen- und Darmschleimhaut anregen, beruhigend bei nervösem Magen; hilfreich gegen pathogene Keime
Gurke	hilft bei chronischer Verstopfung
Grüne Salate	Bitterstoffe stärken Tätigkeit der Verdauungsdrüsen und das Immunsystem
Hafer	bindet Schwermetalle; beruhigende Wirkung auf Magen- und Darmwände
Kartoffel	basisch, verdauungsfördernd, beugt Darmkrebs vor
Lauch	reinigt den Darm, wirkt verdauungsfördernd, regenerierend und innerlich desinfizierend
Leinsamen	schleimbildend und aufquellend, schützt die Darmschleimhaut und wirkt darmreinigend und abführend
Oliven	sehr ballaststoffreich, regen die Produktion der Verdauungssäfte an
Papaya	entzündungshemmend bei Magen-Darm-Entzündungen, hemmt das Wachstum von krankmachenden Darmbakterien und Parasiten
Paprika	erhöht die Verdauungssekretion, die Bildung von Enzymen und wirkt gegen Darmerschlaffung
Pastinaken	ballaststoffreich, regt die Verdauungstätigkeit an und erhöht die Leistung von Entgiftungsenzymen.
Pflaumen	abführend

Nahrungsmittel	Gesundheitliche Bedeutung für den Darm
Quitte	Gerbsäure wirkt adstringierend auf die Darmschleimhaut und erhöht so die Barrierefunktion; trainiert die schlaffen Darmmuskeln; Pektin entgiftet und schützt den Darm
Rettich	verdauungsanregend
Rotkohl	krebshemmend und entzündungswidrig
Sauerkraut	ballaststoffreich, entgiftet und reinigt die Verdauungswege, entzündungshemmend, wirkt gegen pathogene Darmbakterien
Sellerie	regt den Speichel- und Gallenfluss an, wirkt verdauungsfördernd, verbessert den Stoffwechsel; besonders basisch und hilfreich dabei, überschüssige Magensäure zu neutralisieren
Spargel	ballaststoffreich
Tomaten	wirken entzündungshemmend, regen die Verdauungssäfte und die Darmperistaltik an
Zwiebel	stark anregend auf die Verdauungsdrüsen, steigert die Magentätigkeit und die Darmfunktion, schützt die Schleimhäute, abwehrsteigernd im Darm und im Gesamtorganismus

Äpfel haben durch ihren Pektin- und Ballaststoffreichtum eine beruhigende und regulative Wirkung auf die Magen-Darm-Tätigkeit und helfen bei träger Verdauung, Blähungen und Durchfall. Für den besonders empfindlichen Darm, der rohe Äpfel aufgrund ihrer Fruchtsäure als belastend empfindet, eignen sich Bratäpfel als leicht verdauliche und gut verträgliche Alternative.

Nicht weniger reichhaltig als die Auswahl beim Obst ist das Angebot von darmgesunden Gemüsesorten. Die Kartoffel ist eines unserer Hauptnahrungsmittel und sehr wertvoll durch ihren hohen Basenanteil. Zudem ist sie verdauungsfördernd und hat eine vorbeugende Wirkung gegen Darmkrebs. Ein frischer Kartoffelsaft gilt als Heilmittel bei Magenschleimhautentzündung.

Auch Sellerie ist sehr basisch und regt zudem den Speichel- und Gallenfluss an, was zur Verbesserung der Nahrungsverwertung und des Stoffwechsels beiträgt. Tomaten sind entzündungshemmend und regen die Verdauungssäfte und die Darmperistaltik an.

Oliven, Paprika und Pastinaken sind sehr ballaststoffreich, regen die Bildung von Enzymen und die gesamte Verdauungstätigkeit an.

Sauerkraut ist ebenso wie andere Kohlarten von besonderer Bedeutung für einen gesunden Darm. Es ist sehr ballaststoffreich, entgiftet, reinigt die Verdauungswege und wirkt entzündungshemmend gegen krankmachende Darmbakterien. Ein Kennzeichen der meisten Kohlarten ist ihr Reichtum an schwefelhaltigen Aminosäuren, die eine lebenswichtige Aufgabe bei der Entgiftung des Körpers und beim Schutz der Schleimhäute haben. Diese gesundheitsfördernden Schwefelverbindungen sind in hohem Maße auch in Zwiebeln enthalten. Sie enthalten den tränenreizenden Faktor, kurz LP, der sehr ähnlich dem Alliin im Knoblauch ist und den Cholesterinspiegel senkt. Zwiebeln wirken schleimlösend, desinfizierend und abtötend auf krankmachende Bakterien, Viren und Pilze, immunstärkend und vermindern das Krebsrisiko. Zwiebeln bauen eine gesunde Darmflora auf, bewirken eine starke Anregung der inneren Schleimhäute und der Verdauungsdrüsen, verbessern den Appetit und steigern die gesamte Magentätigkeit und Darmfunktion. Rohe Zwiebeln sollten gut zerkleinert werden, dann erst können die Enzyme aus den Zellen der Zwiebel die wertvollen Schwefelverbindungen (Sulfide) freigeben und ihre heilsame Wirkung entfalten. **Achtung:** Mehr als 250 Gramm frische Zwiebeln pro Tag können die Nieren schädigen.

Der mit dem Blumenkohl verwandte Brokkoli wird wegen seiner vielfältigen positiven Eigenschaften zu den gesündesten Gemüsesorten gezählt. Brokkoli enthält viele Karotene, aus denen im Körper Vitamin A entsteht, welches eine wichtige Schutzfunktion auf die Darmschleimhäute ausübt. Vitamin A macht freie Radikale unschädlich, die zu Entzündungen, Zellentartungen und anderen Schleimhautschäden führen. Darauf beruht die krebsvorbeugende und entzündungshemmende Wirkung des Brokkolis. Da die Schleimhautzellen des Darmes innerhalb weniger Tage erneuert werden, besteht auch bei chronischer ernährungs- und umweltbedingter Schädigung der Darmschleimhaut die Möglichkeit der Regeneration durch den Verzehr von Brokkoli. Dazu bedarf es allerdings einer ausreichenden Brokkolimahlzeit möglichst jeden 2. Tag. Brokkoli ist zudem reich an Eiweiß, Ballaststoffen, Vitamin C, Calcium, Magnesium und schwefelhaltigen sekundären Pflanzenstoffen, die wirksam für die Leberentgiftung und den Schutz vor Krebserkrankungen sind.

Brokkoli kann die durch Ernährungs- und Umweltgifte geschädigte Darmschleimhaut regenerieren.

ÜBERSICHT DER KRÄUTER UND HEILPFLANZEN FÜR EINEN GESUNDEN DARM

Kräuter und Heilpflanzen sind der Inbegriff der Volksheilkunde schlechthin. Alle Völker haben zu allen Zeiten Erfahrungen gesammelt mit der Anwendung heilkräftiger Kräuter und Pflanzen, die in ihrem Kulturkreis gewachsen sind. Dementsprechend haben auch die Heilkräuter für den Darm ihren festen Platz in der Erfahrungsheilkunde. Einen ausgewählten Überblick über diesen Erfahrungsschatz bietet Ihnen die folgende Tabelle.

Kraut	Wirkungsweise und traditionelle Verwendung
Alant	ätherische Öle fördern Schleimproduktion von Magen und Darm; hilfreich bei Sodbrennen, chronischer Verstopfung, Magen- und Darmentzündungen
Arnika	entzündungshemmend, durchblutungsfördernd; wirksam auch im Lymphsystem und an den Schleimhäuten
Benediktenkraut	fördert Speichel- und Magensaftsekretion
Besenginster	Anregung der Darmtätigkeit

Kraut	Wirkungsweise und traditionelle Verwendung
Bibernelle	fördert Magen-Darm-Tätigkeit bei Blähungskoliken und Schleimhautentzündung
Blutwurz	Gerbstoffe, Harze und Flavonoide wirken entzündungshemmend, blutstillend und wundheilend
Bockshornklee	leicht abführend, schützt die Schleimhaut, abschwellende Wirkung
Boldoblätter	steigert die Magensaftsekretion; wirkt entkrampfend
Brennnessel	Kieselsäure, Gerbstoffe, Mineralien und Enzyme sind stärkend für Magen, Darm, Leber, Galle und Bauchspeicheldrüse
Brombeere	zusammenziehend, entzündungshemmend bei Darmentzündungen und chronischer Blinddarmreizung
Condurango	Anregung der Speichel- und Magensaftsekretion
Dill	entkrampfend, antibakteriell, bei Koliken, Blähungen und Schleimhautgeschwüren
Eibisch	bei Schleimhautreizungen in Mund, Rachen, Magen
Eichenrinde	viele Gerbstoffe dichten Schleimhäute im Magen, Dünn- und Dickdarm ab
Ehrenpreis	Universalheilmittel; Entzündungswidrig im Dickdarm und Lymphsystem; Anwendung auch bei Blutungen
Enzian	gegen Appetitlosigkeit, Völlegefühl und Blähungen; nicht anwenden bei Magen- und Zwölffingerdarmgeschwüren
Erdrauch	entkrampfend
Gänsefingerkraut	Vitamin-C-reich, Gerb- und Bitterstoffe wirken wundheilend an der Darmschleimhaut
Heidekraut	hilfreich bei Durchfall, Krämpfen, Koliken
Herzgespann	hilft beim Roemheld-Syndrom: Zwerchfellhochstand durch geblähten Magen/Darm, der zu Herzbeschwerden führt

Kraut	Wirkungsweise und traditionelle Verwendung
Himbeerblätter	zusammenziehend bei Schleimhautentzündungen, Durchfall
Hirtentäschel	ausgleichend hilfreich bei Darmkrämpfen und -erschlaffung, Durchfall und Verstopfung; kräftigt Darmmuskulatur nach Abführmittelmissbrauch
Isländisches Moos	balsamische Wirkung für Magen-Darmschleimhaut bei Reizungen und Verdauungschwäche
Kalmus	tonisierend bei Gewebeschwäche; Hilfreich zur Regulierung der Magensäure sowie bei Gärungs- und Fäulnisprozessen im Darm
Kamille	entzündungshemmend, entkrampfend, wundheilungsfördernd, antibakteriell
Koriander	magenschonend, verdauungsfördernd, blähungstreibend
Kümmel	Appetit- und verdauungsanregend, hilft gegen Gärungsprozesse und Blähungen; entkrampfend
Labkraut	enthält Tannin; ist wundheilend und entkrampfend
Lapachorinde	immunstimulierend, entzündungshemmend auch gegen Bakterien u. Pilze
Lavendel	beruhigend bei stressbedingten Magen-Darm-Krämpfen
Liebstöckel	ätherische Öle wirken magenstärkend, appetitanregend und leicht abführend
Melisse	entkrampfend, beruhigend bei funktionellen Magen-Darm-Beschwerden
Oregano	krampflösend, Galle- und verdauungsfördernd, appetitanregend
Pfefferminze	entkrampfend und beruhigend bei Colon irritabile und Schleimhautentzündung
Ringelblume	entzündungshemmend, auch im Lymphsystem; krampflösend

Kraut	Wirkungsweise und traditionelle Verwendung
Rosmarin	kräftigende Wirkung auf den Magen und Darm; entkrampfend, durchblutungsfördernd
Schafgarbe	entzündungshemmend an der Schleimhaut, entkrampfend, verdauungsfördernd, blähungswidrig
Seifenkraut	enthält Gerbstoffe; wird eingesetzt bei Übelkeit, Sodbrennen, Blähungen, Verstopfung
Spitzwegerich	entzündungshemmend bei Magen-Darmgeschwüren und -entzündungen
Tausendgüldenkraut	gegen Sodbrennen und Verdauungsbeschwerden nach schwerem Essen
Virginischer Zauberstrauch (Hamamelis)	Entzündungen der Schleimhäute, Hämorrhoiden, venöse Durchblutungsstörungen
Vogelknöterich	blutungsstillend bei Magen-Darmblutungen, Durchfall, Entzündungen
Waldmeister	verdauungsfördernd, durchblutungsfördernd; Anwendung gegen Würmer und bei Hämorrhoiden
Wacholder	entzündungshemmend; bei Verdauungsstörungen, Blähungen, Magen-Darm-Entzündungen
Wermut	ausgleichend bei Magensäureüberschuss/-mangel; Trägheit des Magens und des Gallenganges
Zimt	fördert die Darmbewegungen; wirksam gegen Pilze und krankmachende Bakterien

Die aufgeführten Pflanzen sind geeignet für Tees, Tinkturen oder zur Herstellung eines Heilessigs. Einige Rezepte geben einen kleinen Einblick über die vielfältigen Einsatzmöglichkeiten der Heilkräuter für die Verdauungsorgane.

Tee bei Magen-Darm-Entzündung

- Wacholderbeeren 25 g
- Wermutblätter 25 g
- Kamillenblüten 25 g
- Pfefferminzblätter 25 g
- 1 El mit 1/2 Liter kochendem Wasser aufbrühen, 5 Minuten ziehen lassen

Tee bei stressbedingten und krampfartigen Darmbeschwerden

- Kamille 1 Tl
- Pfefferminze 1 Tl
- Gänsefingerkraut 1 Tl
- mit 1 Liter kochendem Wasser aufbrühen, 5–10 Minuten ziehen lassen,
- über den Tag verteilt trinken

Brennnessel-Essig

- 50 g Brennnesselkraut getrocknet, zerrieben und
- 500 ml naturtrüber Apfelessig mischen
- 10 Tage bei Raumtemperatur lagern
- täglich die Flasche schwenken, um die Bestandteile neu zu mischen;
- Dosierung: 1 Teelöffel auf 1 Glas warmes Wasser vor den Hauptmahlzeiten

Die Brennnessel ist eine der wichtigsten und wirksamsten Entgiftungspflanzen. Sie wirkt bei Durchfall und Allergien, sie ist blutbildend und blutreinigend, regt den Stoffwechsel an, wirkt nieren- und lymphreinigend und ist abwehrsteigernd. Bei Schwermetallbelastungen und Bleivergiftung wird mehrmals ein Aufguss von 2 Teelöffeln Brennnesselkraut mit 0,25 L kochendem Wasser empfohlen.

Koriandertinktur ist verdauungsfördernd, hilft bei Krämpfen von Magen und Darm, Blähungen und damit verbundenen Kopfschmerzen. Koriander ist auch entzündungshemmend und wirkt zum Beispiel gegen Salmonellen besser als so manches Antibiotikum.

Koriandertinktur

- 2 El Korianderkörner in
- 100 ml 40%igen Schnaps ansetzen
- nach 5 Tagen abfiltern
- Dosierung: 3-mal 5 Tr. täglich mit etwas (warmen) Wasser vor dem Essen

Ehrenpreis galt früher als ein Universalheilmittel, welches den Körper von Giftstoffen reinigt, indem es Blut, Leber und Nieren entgiftet. Darüber hinaus hilft es bei Dickdarmentzündungen, Schleimhautblutungen, nervöser Überreiztheit, Verschleimung der Atemwege und stärkt das Gedächtnis, äußerlich angewandt bei chronischem Juckreiz, als Mundspülung bei Zahnfleisch- und Mandelentzündung

Ehrenpreistinktur

- 10 g Ehrenpreis in
- 100 ml 40%igen Schnaps ansetzen
- nach 10 Tagen abfiltern, dunkel lagern
- Dosierung: 3-mal 7 Tropfen täglich mit warmen Wasser

Als Tee nimmt man 2 Tl Ehrenpreis pro Tasse kochendem Wasser, 10 Minuten ziehen lassen, 3-mal täglich – oder gleich 2 El pro ½ Liter über den Tag verteilt.

BEWEGUNG FÜR DEN DARM

Eine Übung bei Darmsenkung

Eine andauernde Überlastung des Darmes sowie eine angeborene oder erworbene Gewebeschwäche kann zu einer Senkung des Darmes führen, wodurch die natürlichen Darmkrümmungen verstärkt und die Darmpassage verschlechtert werden kann. Dies beeinträchtigt die Entgiftungsleistung des Darmes negativ.

Um einer Darmsenkung vorzubeugen oder bereits bestehende Beschwerden zu verbessern, ist folgende Übung gedacht:

- Legen Sie sich flach auf den Rücken, die Beine angewinkelt, die Hände leicht abgespreizt mit den Handflächen nach unten.
- Achten Sie darauf, dass die Lendenwirbelsäule den Boden berührt, indem Sie das Becken leicht nach hinten unten kippen.
- Heben Sie beim Ausatmen das Becken und den Bauch nach oben.
- Halten Sie den Bauch oben, atmen Sie langsam und tief ein und ziehen Sie dabei Ihren Atem in den Beckenraum.
- Atmen Sie wieder langsam aus, ziehen Sie dabei die Bauchmuskulatur leicht vom Becken zum Oberbauch hin ein.
- Wiederholen Sie diese Atmung 3-mal bevor Sie das Becken wieder sinken lassen
- Entspannen Sie kurz und heben Sie dann wieder Becken und Bauch an und atmen wie beschrieben.
- Wiederholen Sie diesen Zyklus 5–10-mal.
- So können Sie morgens nach dem Aufstehen und/oder abends vor dem Schlafengehen Ihren Darm trainieren.

Zwerchfelldehnung zur Harmonisierung der Verdauungsorgane

Das Zwerchfell ist der Muskel, der den Rumpf in Bauch- und Brustraum unterteilt. Es ist von entscheidender Bedeutung für die Atmung, für den Blutkreislauf und für die Verdauungsorgane. Bereits im Mutterleib beginnen die Aktivitäten – Anspannung und Entspannung – des Zwerchfells. Der erste Atemzug des Neugeborenen, der die Lunge zur Entfaltung bringt, wird hauptsächlich vom Zwerchfell ausgeübt. Auch im weiteren Leben ist die Atmung mit Sauerstoffversorgung und Kohlendioxidentgiftung eng mit der Funktion des Zwerchfells gekoppelt. Bei der Einatmung spannt sich das Zwerchfell an, zieht sich flach zusammen und vergrößert so den Brustraum für die Lungen. Bei der Ausatmung entspannt sich das Zwerchfell und wird durch die Bauchmuskeln nach oben gedrückt. Diese Bewegungen werden etwa 18-mal pro Minute ausgeübt, wobei sich das Zwerchfell im Normalfall jeweils 4 cm nach unten und 4 cm nach oben bewegt – mehr als 1000-mal pro Stunde, fast 26000-mal pro Tag.

Dies hat auch einen enormen Einfluß auf die Leber, die Milz und den Darm, die bei jeder Einatmung zusammengedrückt und bei jeder Ausatmung gedehnt werden. Diese Bewegungen stimulieren die Verdauungsorgane und haben für die Blutzirkulation im ganzen Körper mindestens die gleiche Bedeutung wie der Herzmuskel.

Zu wenig beachtet wird dabei, dass die Zwerchfellbewegung eng mit der emotionalen Stimmungslage verbunden ist. Unter Druck und Stress verkrampft sich das vegetative Nervensystem, das als sogenanntes Sonnengeflecht im Oberbauch liegt und Verbindungen zum Zwerchfell und zu allen Bauch- und Beckenorganen hat. Dadurch kommt es zu Beeinträchtigungen der Zwerchfellaktivität und der Funktion von Magen, Darm, Bauchspeicheldrüse, Leber und Galle. Zudem ist die Atmung oft flach und angespannt, was zu weiteren Verkrampfungen des Zwerchfells führt und ebenfalls die Aktivität der Verdauungsorgane und des Blutkreislaufes beeinträchtigt. Da das Zwerchfell ein Muskel ist, der an den Rippenbögen und der Wirbelsäule befestigt ist, kann man ihn auch dehnen. Dies führt zu seiner Entkrampfung und zur Harmonisierung der Magen-Darm-Tätigkeit, der Durchblutung und in gewissem Rahmen auch der Atmung. Auf diese Weise wird die Voraussetzung für eine gute Funktion unserer wichtigsten Entgiftungsorgane geschaffen.

Eine Übung zur Dehnung des Zwerchfells

- Legen Sie sich auf den Rücken.
- Stellen Sie die Beine an, dadurch wird die Bauchdecke entspannt.
- Nehmen Sie mit ihren Händen fest Ihre Rippenbögen in die Hand.
- Ziehen Sie gleichmäßig mit Ihren Händen den Brustkorb nach oben und leicht nach außen.
- Nun atmen Sie langsam kräftig ein und ziehen dabei den Brustkorb an den Rippenbögen weiter nach oben und leicht nach außen.
- Beim langsamen Ausatmen will sich der Brustkorb wieder senken.
- Ihre Aufgabe ist es nun, nicht gleich nachzugeben, sondern den Brustkorb festzuhalten. Dadurch dehnen Sie Ihr Zwerchfell, das sich bei der Ausatmung wieder zusammenziehen möchte. Sie spühren dies an einem leichten Ziehen zwischen Brustkorb und Bauchraum.
- Wiederholen Sie diese Übung 3–4-mal.

Schwer Herzkranke und Patienten mit einem Bauchaortenaneurysma oder sehr schweren Lungenerkrankungen sollten diese Übungen nicht durchführen. Allen anderen Menschen kann sie eine Hilfe zur Entspannung, zur harmonischen Aktivierung der Bauch- und Brustorgane und zur Anregung der Durchblutung sein.

ABFÜHRENDE MAẞNAHMEN UND EINLÄUFE ZUR DARMREINIGUNG

Um den Darm und damit den gesamten Körper zu entlasten, empfiehlt es sich – vor allem wenn die Nahrung aus ballaststoffarmer und schlackenreicher Zivilisationskost besteht –, in bestimmten Abständen Maßnahmen zur Darmhygiene durchzuführen. In meiner Praxis setze ich dazu die Colonhydrotherapie ein. Sie ist ein sehr effektives Verfahren, um den gesamten Dickdarm zu entgiften. Doch auch für den Hausgebrauch gibt es verschiedene Möglichkeiten die Darmreinigung zu unterstützen.

Dazu zählen:
- Pflaumensaft
- Sauerkrautsaft
- Magnesium
- Glaubersalz
- Flohsamen/-schalen
- F. X. Passagesalz
- Macrogol
- Klistier
- Einläufe

Pflaumen- und Sauerkrautsaft sollte früh und nüchtern getrunken werden. Die Trinkmenge ist individuell unterschiedlich und kann zwischen 0,25 und 0,75 Liter Saft betragen. Anschließend sollte mindestens die gleiche Menge Wasser nachgetrunken werden. Es empfiehlt sich zu warten, bis eine oder mehrere Darmentleerungen stattgefunden haben. Der Körper wird sich in der Regel freuen, wenn Sie ihrem Darm danach einige Stunden Ruhezeit gönnen und erst später ein leichtes Frühstück zu sich nehmen. In der Zwischenzeit können Sie durch das Trinken von viel Wasser oder Kräutertee Ihre Entgiftungsorgane weiter unterstützen.

Ein ähnliches Vorgehen empfiehlt sich bei Glaubersalz oder F. X. Passagesalz. Beachten Sie bitte die Packungsbeilage und richten Sie sich danach. Beim Passagesalz ist es auch möglich nur eine geringe Menge (1 Tl) über mehr als 1 Woche einzunehmen. Dadurch erfolgt die Darmentleerung nicht so schnell und drastisch. Auch hier ist die Dosierung individuell unterschiedlich.

Macrogol ist ein Abführmittel, welches zum einen in größerer Menge zur Darmreinigung vor einer Darmuntersuchung verordnet wird, zum anderen in geringerer Menge (1 bis 3 Beutel pro Tag) zur Therapie der chronischen Darmträgheit eingesetzt wird. Beachten Sie bitte den Beipackzettel.

Eine gute Möglichkeit, gerade bei gestressten Menschen mit verkrampften Darmmuskeln, die Darmreinigung zu unterstützen, ist die regelmäßige Einnahme einer ausreichenden Menge Magnesium.

Um vom Enddarm aus den Dickdarm zu reinigen, gibt es die Möglichkeit, selbst einen Einlauf oder ein Klistier durchzuführen. Dies ist sehr einfach und unkompliziert und kann doch von großer Bedeutung für Ihre Gesundheit sein.

Zubehör

- 1 Irrigator
- 1 flexibles Darmrohr
- 1 Badehandtuch
- etwas Vaseline oder andere Hautpflegecreme
- Aufhangvorrichtung wie etwa ein stabiler Kleiderbügel
- ein Waschlappen oder Papiertaschentuch
- bei Bedarf Zusätze (Kanne Brottrunk, warmer Kräutertee)

Durchführung

- es empfiehlt, sich den Einlauf in Links-Seitenlage durchzuführen
- das Badehandtuch dient als Unterlage
- es sollte eine Aufhängevorrichtung für den Irrigator vorhanden sein, der an einem Schrank, einem Nagel oder ähnlichem aufgehängt wird.
- etwas weniger als 1 L warmes Wasser in den Irrigator füllen und Irrigator vorsichtig aufhängen, dabei darauf achten, dass der Irrigator nicht schief hängt
- das Ansatzstück mit Vaseline oder einer Hautschutzsalbe eincremen
- sich in Linksseitenlage legen und das Ansatzstück vorsichtig in den Enddarm einführen
- den Hahn aufdrehen und so viel Spülflüssigkeit einlaufen lassen, bis ein spürbarer Druck im Darm entsteht
- Hahn zudrehen und Ansatzstück vorsichtig, am besten mit einem Waschlappen oder Papiertaschentuch als Schutz wieder entfernen
- die Einlaufflüssigkeit nach Möglichkeit 5–10 Minuten zurückhalten, bevor der Darm entleert wird
- dieser Vorgang kann 2–3-mal wiederholt werden.

Variationen

a) Um höhere Darmabschnitte zu erreichen, kann ein Darmrohr verwendet werden, welches auf das Ansatzstück des Irrigators gesteckt und vor dem Einführen mit Vaseline gleitfähig gemacht wird. Dabei gilt: nie mit Gewalt oder gegen einen Widerstand das Darmrohr einführen.

b) Der Spülflüssigkeit kann etwas Kanne Brottrunk zugesetzt werden (etwa 50–100 ml pro Liter). Auch der 2. Aufguss Ihres Entgiftungstees kann nach kurzem Ziehen und Abkühlen als Einlaufflüssigkeit verwendet werden.

c) Ein Klistier oder eine Klistierpumpe ist kleiner als ein Irrigator aber dafür auch leichter zu handhaben. Hier kann der Einlauf auch im Stehen am Waschbecken durchgeführt werden.

DIE LEBER

FUNKTION DER LEBER

Die Leber ist das größte und wichtigste Stoffwechselorgan des Körpers und eines der wichtigsten Entgiftungsorgane. Sie ist ungefähr 1500 Gramm schwer und besitzt etwa 350 Milliarden Zellen, die mehr als 600 Liter Blut in 24 Stunden filtern. Diese verändern wasserunlösliche Schadstoffe, damit sie über die Nieren oder die Galle ausgeschieden werden können. Die Leber eines Erwachsenen Menschen produziert pro Tag bis zu 1 Liter Galle. Diese beinhaltet zum einen lebenswichtige Gallensalze, die für die Fettverdauung erforderlich sind, zum anderen aber auch Abbauprodukte, die mit der Galle über den Stuhlgang entgiftet werden sollen. So werden täglich Millionen alter roter Blutkörperchen abgebaut, die nicht mehr funktionstüchtig sind. Während das Eisen wiederverwertet wird, werden andere Bausteine der roten Blutkörperchen mit der Leber als Bilirubin über die Gallenflüssigkeit ausgeschieden. Aber auch Medikamentenrückstände und Umweltgifte werden durch die Leber über die Galle entgiftet. Bevor dies geschehen kann, müssen diese Schadstoffe von der Leber erst in eine ausscheidungsfähige Form gebracht werden. Dazu vollbringt die Leber wahre biochemische Höchstleistungen. Da die Nährstoffe über die sogenannte Pfortader direkt aus dem Darm in die Leber gelangen, ist diese auch in besonderem Maße den Umweltgiften, die mit der Nahrung aufgenommen werden, ausgesetzt. Zu den am weitesten verbreitetsten Lebergiften zählt neben den Schwermetallen in erster Linie der Alkohol. Dieser wird nicht nur bewusst als Genussmittel aufgenommen, sondern kann auch direkt im Darm entstehen – durch Fehlbesiedelung, Gärungsprozesse und durch den Stoffwechsel von Candida-Pilzen.

Vermag die Leber bei fortgeschrittener Schädigung ihre Entgiftungsleistung nicht mehr wahrzunehmen, so kommt es zu schweren Schäden des Nervensystems mit Wahnvorstellungen und Bewegungsstörungen. Aber auch Blutbildungsstörungen,

Stimmungsschwankungen, Wassereinlagerungen, Immunschwäche, Mangelernährung, Blutgerinnungsstörungen und viele andere, zum Teil lebensgefährliche Störungen können als Folge einer Leberschädigung und eingeschränkten Leberentgiftung auftreten.

Wer die Leber schützen und ihr bei der Entgiftung helfen will, fängt am besten im Darm an. Eine intakte Abwehrfunktion der Darmschleimhaut, eine gesunde Darmflora und eine ausreichende Entgiftungsleistung des Darmes schützen die Leber vor unnötigen Umweltgiften und schädlichen Stoffwechselprodukten.

Der zweite Schritt besteht in einer Anregung der Bildung und des Abflusses der Galle, in einer Unterstützung der entgiftenden Leberenzyme und in einem Schutz der Leber vor Schwermetallen, Chemikalien und der Auswirkung von freien Radikalen.

ÜBERSICHT DER NAHRUNGSMITTEL FÜR EINE GESUNDE LEBER

Nahrungsmittel für eine gesunde Leber sollten schwefelreich sein, leicht verwertbaren Fruchtzucker bereitstellen sowie leicht verdauliche pflanzliche Eiweiße enthalten, insbesondere die Aminosäuren Methionin und Cystein. Diese sind zusammen mit dem Vitamin B_6 wichtig für die Bildung von Taurin, einer Aminosäure, die Gifte und Medikamente in der Leber bindet und entgiftet.

Brokkoli, Rosenkohl, Spinat und grüne Erbsen sind reich an Methionin und Cystein und enthalten zudem Vitamin B_6. Die folgende Tabelle gibt einen Überblick über weitere Nahrungsmittel, die die gesunde Leberfunktion unterstützen können.

Nahrungsmittel	Bedeutung für die Leber
Vollkorngetreide	enthält komplexe Kohlenhydrate und B-Vitamine, die für eine gute Leberfunktionen nötig sind
Obst	enthält einfache natürliche Zucker und gewebeschützende Vitamine
Gemüse	liefert Nährstoffe und sekundäre Pflanzenstoffe, die die Leber schützen und die Entgiftung fördern
Hülsenfrüchte	senken das Gallensteinrisiko; eiweißreich
Äpfel	fördern die Entleerung der Gallenblase, senken den Cholesterinspiegel, entlasten die Leber
Kirschen	Fruchtzucker und Fruchtsäuren regen Leber und Bauchspeicheldrüse an
Pflaumen	blutreinigend und entgiftend, senken Cholesterinspiegel und wirken abführend
Rhabarber	erleichtert die Entleerung der Gallenblase; wirkt leicht abführend
Weintrauben	liefern natürlichen, leicht verdaulichen Zucker und Antioxidantien; senken den Pfortaderdruck
Artischocken	fördert die Leberfunktion und erleichtert die Leberentgiftung über die Gallenflüssigkeit
Auberginen	aktivieren die Gallenblase
Brokkoli	ist ein wahrer Leberfreund und liefert Cystein, Methionin und B_6 zur Entgiftung der Leber
Endiviensalat	Bitterstoffe regen Galle und Leber an; basisch
Erbsen, grün	unterstützt in der Leber die Bindung und Ausscheidung von Giften und Medikamenten
Knoblauch	schwefelhaltig, leberentgiftend, desinfizierend, durchblutungsfördernd

Nahrungsmittel	Bedeutung für die Leber
Oliven	regen die Bewegung und Entleerung der Gallenblase an, verdauungsfördernd; Olivenöl senkt Cholesterinspiegel
Radicchio	Bitterstoffe regen Galle und Leber an; basisch
Radieschen	ähnliche Wirkung wie Rettich
Rettich	erhöht Fliessfähigkeit der Galle; enthält Schwefel der für die Leberentgiftung von Schwermetallen nötig ist, erneuert Leberzellen
Rosenkohl	liefert Cystein, Methionin und B6 zur Entgiftung der Leber
Sauerkraut	Milchsäure fördert den Leberstoffwechsel
Spinat	unterstützt die Entgiftung der Leber
Zwiebel	schwefelhaltige Öle regen Leberentgiftung an

Kirsch-Blutreinigungskur

Kirschen haben eine ausgeprägte Wirkung auf die Verdauungsorgane einschließlich der Leber und der Bauchspeicheldrüse. Sie enthalten viel leicht verwertbaren Fruchtzucker, der den Leberstoffwechsel entlastet. Die Sauerkirschen enthalten mehr Pflanzensäuren, die den Stoffwechsel durch ihre bakterienabwehrende, gallefördernde und verdauungsanregende Wirkung unterstützen. Die löslichen Ballaststoffe der Kirschen enthalten viel Pektin, das leicht abführend und cholesterinsenkend wirkt. Die Flavonoide können schädliche freie Radikale neutralisieren und zu einem gewissen Grad krebserregende Substanzen unschädlich machen. Zudem wirken sie anregend und entgiftend für die Niere. Diese Eigenschaften machen die Kirschen zu einem wichtigen Bestandteil der Küchenapotheke. In Fachkreisen gelten 1 bis 2 Kirschtage als Blutreinigungskur zur Ausscheidung von Abfall- und Giftstoffen aus dem Körper. Ein Kilogramm Kirschen pro Tag wird als Kirsch-Blutreinigungskur empfohlen.

Traubenkur

Im Herbst, wenn die Kirschenzeit längst vorbei ist, kann man auch mit Weintrauben eine Entgiftungskur durchführen. Hierzu wird an 2 bis 3 Diättagen mindestens ein Kilo Trauben täglich gegessen oder ein bis eineinhalb Liter hochwertiger ungesüßter Traubensaft getrunken. Andere Nahrung wird dabei nicht gegessen. Traubenkuren werden zur Entgiftung und Kräftigung bei Leber-, Magen-, Darm- und Herz-Kreislauf-Erkrankungen eingesetzt. Ähnlich wie die Kirschen enthalten die Trauben entlastenden Fruchtzucker, Ballaststoffe, allerdings mit einem geringeren Pektinanteil, zudem Mineralien (Kalium, Kalzium, Magnesium) und weitere Vitamine (z. B. Vitamin B_6) und Flavonoide. Zu letzteren gehört auch das Resveratrol, das als sehr starkes Antioxidans gefäßschützend wirkt und in hoher Dosierung eine abtötende Wirkung auf Krebszellen hat. Die Traubenkur bewirkt in der Leber eine erhöhte Produktion von Galleflüssigkeit, einen Schutz vor Schadstoffen und eine verbesserte Durchblutung der Leber und des gesamten Pfortaderkreislaufes.

Beachten Sie: Gerade bei Weintrauben sollten Sie möglichst auf einheimische garantierte Bio-Qualität zurückgreifen, um nicht mehr Pestizide zuzuführen, als Schadstoffe entgiftet werden.

Nahrungsmittel für eine gesunde Leber lassen sich neben den kurmäßigen Anwendungen auch im täglichen Speiseplan mit eingliedern. Ein Stichwort bei der Auswahl von leberfreundlichen Gemüsen lautet „Bitterstoffe". Diese finden sich vor allem in verschiedenen Salaten (Chicorée, Endivien, Rucola, grüner Salat) und in Artischocken. Sie regen den Gallefluß und die Entgiftungsleistung der Leber an.

ÜBERSICHT DER KRÄUTER UND HEILPFLANZEN FÜR EINE GESUNDE LEBER

Die bekannteste Heilpflanze für die Leber ist zweifellos die Mariendistel. Sie wird seit dem Mittelalter für Heilzwecke kultiviert und wurde von J. C. Rademacher (1772–1850) als Leberschutzmittel erprobt. Einen gewissen Grad an schulmedizinischer Anerkennung hat die Mariendistel seit dem 20. Jahrhundert durch ihren erfolgreichen Einsatz während einer schweren Knollenblätterpilzvergiftung im Krankenhaus des italienischen Salerno. Neben ihrer breiten Schutzwirkung auf Leber und Galle ermöglicht die Mariendistel auch die Neubildung von gesunden Leberzellen. Sie ist in Tablettenform, als Tropfen, Tee oder homöopathisches Medikament erhältlich. Neben der Mariendistel hält die Natur noch viele weitere Heilkräuter für eine gesunde Leberfunktion bereit.

Heilkräuter	Traditionelle Anwendung
Alant	regt Gallefluß, Stoffwechsel und Verdauung an; wirksam gegen Tuberkuloseerreger
Berberitze	unterstützt Entleerung der Gallenblase
Bolodstrauch	gallebildend und galletreibend; appetit- und verdauungsanregend, mild abführend
Ehrenpreis	reinigt Leber, Blut und Nieren von Giftstoffen
Eisenkraut	entkrampfend, Leber entlastend, auch hilfreich bei Gallensteinen
Erdrauch	wirkt ausgleichend: regt schwachen Gallefluss an, und hemmt zu starken; wirkt entkrampfend auf den Gallengang
Deutscher Faulbaum	Abführ- und Wurmmittel
Habichtskraut	Bitterstoffe, Gerbstoffe und Flavonoide schützen Leber und Augen

Heilkräuter	Traditionelle Anwendung
Labkraut	entkrampfend, wundheilend
Leberblümchen	entzündungshemmend, leberentlastend
Löwenzahn	kann Gallenproduktion verdreifachen, starke Leberentgiftung, blutreinigend
Mariendistel	erneuert Leberzellen, wirkt auch bei Lebervergiftungen und -entzündungen
Melisse	entkrampfend, durchblutungsfördernd, leber- und galleanregend
Meisterwurz	regt Gallesekretion und Wasserausscheidung an
Pfefferminze	enthält entzündungshemmende ätherische Öle, die auch gegen das Hepatitis-A-Virus wirken
Ringelblume	entzündungshemmend, steigert die Gallebildung; geeignet bei Blutstau und eingeschränkter Leberleistung
Schafgarbe	entkrampfend, entzündungshemmend, blutstillend, mit galletreibenden Bitterstoffen
Wegwarte	regt Gallenausscheidung an
Weinrebe	wirkt entzündungshemmend, stoffwechselanregend, durchblutungsfördernd in den Venen und schützt die kleinsten Blutgefäße; Anwendung bei chronischen Leberleiden, auch bei Pfortaderstau
Wermut	Bitterstoffe regen die Leberaktivität an, entlastet die Leber; starkes Wurmmittel

Die Heilpflanzen der Leber können einzeln oder in Kombination mit weiteren Kräutern angewandt werden. Dadurch lassen sich sinnvolle Gesundheitstees kombinieren, die sich in der Wirkung ihrer einzelnen Heilkräuter ergänzen.

Man kann sich seinen eigenen Lebertee in der Apotheke mischen lassen oder auf fertige Mischungen zurückgreifen, die in Apotheken und Reformhäusern erhältlich sind. Eine geschickte Lösung besteht auch darin, einige Kräuter einzeln zu kaufen. Diese können dann als Einzelmittel getrunken werden, lassen sich aber auch leicht nach Belieben und entsprechend der erwünschten Wirkung selbst zusammen mischen.

So kann man den folgenden Tee auch herstellen, indem man je 1 TL Wermut, Melissenblätter, Schafgarbe und Pfefferminze mischt und mit 1 Liter Wasser als Minutenüberbrühung zubereitet.

Leber-Tee

- 25 g Wermut
- 25 g Melissenblätter
- 25 g Schafgarbe
- 25 g Pfefferminze
- 1 geh. TL auf 0,25 l Wasser
- Dosierung: vor und nach dem Essen je eine halbe Tasse für 6 Wochen

Ehrenpreis-Tee

- 1–2 EL pro
- 500 ml Wasser
- als Minutenüberbrühung
- Dosierung: über den Tag verteilt trinken

Ehrenpreis-Tee kann anstelle von Schwarztee verwendet werden. Er wirkt auf natürliche Weise stimulierend und löst ein Gefühl allgemeinen Wohlbefindens aus. Er wirkt blutreinigend und entgiftend auf die Leber, die Niere und die Atemwege. Vor dem Essen getrunken wirkt er appetitanregend.

Heilkräuter für die Leber lassen sich nicht nur als Tee, sondern auch als Tinktur verwenden. Als Beispiel darf ich die Meisterwurztinktur anführen.

Meisterwurz-Tinktur

- 20 g zerkleinerte Meisterwurz
- 100 ml Kornschnaps
- in ein Glas mit großer Öffnung zugedeckt 2 Wochen im Dunkeln ziehen lassen, dann abfiltern
- Dosierung: 3-mal täglich 10 bis 20 Tropfen

Die Meisterwurz, auch als Königin der Bergpflanzen bezeichnet, gehört zu den aromatischen Bitterstoffdrogen. Sie enthält ätherische Öle, Bitter- und Gerbstoffe sowie Cumarine, Harze und Gummi. Sie ist ein bedeutendes Magen-, Galle- und Lebermittel und wurde von Hildegard von Bingen als Fiebermittel eingesetzt. Während man sich im Mittelalter vor der Pest und anderen Seuchen mit der Meisterwurz schützte, ist heutzutage ihre Wirkung gegen Grippeviren und Bakterien geschätzt. Zudem ist die Meisterwurztinktur neben ihrer gallefördernden Wirkung desinfizierend im Darmbereich und senkt erhöhten Blutdruck.

Ätherische Öle

Folgende ätherische Öle unterstützen die Arbeit und die Entgiftung der Leber: Fenchel, Fichte, Kamille, Karottensamen, Knoblauch, Lavendel, Mandarine, Rose, Rosmarin, Salbei, Thymian, Zitrone und Zypresse. Sie können als Aerosol, als Einreibung mit einem Basisöl gemischt, in Verbindung mit einem Leberwickel oder als Badezusatz genutzt werden. Auf Einzelheiten zur Wirkungsweise der Öle wird im Kapitel „Ätherische Öle“ näher eingegangen.

Leberreflexzonenöl

- 4 Tropfen Fichtennadelöl
- 4 Tropfen Thymianöl
- 2 Tropfen Lavendelöl
- in 50 ml Jojobaöl mischen
- zum Einreiben der Leberreflexzone

Am intensivsten wirkt das Leberreflexzonenöl, wenn es nach einer Massage oder Trockenbürstung der Reflexzone eingerieben oder wenn es in Verbindung mit einem Leberwickel angewandt wird.

Heilessig

Zur Herstellung eines Heilessigs für die Leberentgiftung sind unter anderem folgende Kräuter besonders geeignet: Kurkuma, Kardamom, Kümmel, Meerrettich, Rosmarin und Thymian. Traditionell gilt Kurkuma als leberschützend, gallefördernd, entzündungshemmend, antibakteriell, stoffwechselanregend und krebshemmend. In Indien gilt es als ausgesprochener Leberschutz, in Amerika wurde ein Zusammenhang zwischen einer kurkumareichen Ernährung und einer niedrigen Leukämierate bei Kindern festgestellt. Die Wirkung des Kurkuma verstärkt sich mindestens um das 1000-Fache, wenn er gemeinsam mit Pfeffer eingenommen wird.

Auch Kümmel gehört, wie Kurkuma, zu den ältesten Gewürzen. Besonders im Darm entfaltet der Kümmel seine heilkräftige Wirkung. Er wirkt krampflösend, appetitanregend, verdauungsfördernd und ist hilfreich gegen Blähungen, weshalb er gerne zum Würzen von Kohlgerichten verwendet wird.

Kümmel-Essig

- 40 g biologisch angebauter Kümmel
- 500 ml naturtrüber biologischer Apfelessig
- 3 Tage an warmen Platz stellen, dann den Essig abseihen
- davon 1 Tl auf 1 Glas warmes Wasser vor den Hauptmahlzeiten

Die abgeseihten Kümmelkörner nicht wegwerfen, sondern zum Kochen verwenden oder jeden Abend ½ Tl kauen.

Reflexzonenbehandlung

Die Reflexzonen der Leber liegen zwischen dem rechten Schulterblatt und der Wirbelsäule und direkt über der Leber am rechten

Rippenbogen. Der Bezirk der Gallenblase liegt hinten am Rand des rechten Schulterblattes, direkt neben der Leberreflexzone, sowie vorne auf dem großen Schulter-(Trapez-)muskel zwischen Hals und Schultergelenk. Im Gelenkbereich finden wir Verbindungspunkte zur Leber im Bereich des Außenknöchels und an der Innenseite des Handgelenkes.

Leberkompresse

Die kleine Schwester des Wickels ist die Kompresse. Dazu benötigt man ein kleines Leinentuch – ersatzweise auch ein kleines Baumwolltuch etwa in der Größe eines Gästehandtuches und ein größeres Außentuch aus Wolle. Bei feuchten Kompressen empfiehlt sich ein zusätzliches Zwischentuch aus Baumwolle. Zum Warmhalten eignet sich am besten eine Wärmflasche.

Für feuchte Leber-Kompressen eignen sich:

- warmes Wasser
- zusätzlich ein Heilessig für die Leber
- oder einige Tropfen eines ätherischen Öles für die Leber.

Das Kompressentuch mit warmem, nicht zu heißem Wasser anfeuchten, auswringen und dann etwas Heilessig oder ätherisches Öl auf die Kompresse geben eventuell noch einmal vorsichtig auswringen und über die Leber auf den rechten Oberbauch am rechten Rippenbogen legen. Mit Zwischen- und Außentuch zudecken und mit Wärmflasche warm halten. Nach Möglichkeit mindestens eine halbe Stunde belassen und anschließend noch einmal eine halbe Stunde nachruhen.

Statt der Flüssigkeit kann man auch eine trockene Leberkompresse mit einer Schüßler-Salz-Salbe anwenden. Die Mittel der Wahl sind hierfür Kalium sulfuricum und Natrium sulfuricum.

Schüßler-Salze

Das „Lebermittel“ der Biochemie ist Kalium sulfuricum (Nr. 6). Es fördert die Sauerstoffaufnahme in die Zelle und die Entschlackung des Zellinneren. Dadurch gelangen Zellgifte aus der Zelle in die

Umgebung, aber noch nicht aus dem Körper. Dies kann zu einer Belastung des Bindegewebes, des Lymphsystems und des Blutes führen. Um einen Giftstau im Körper zu vermeiden, sollte man mit der Nr. 6 immer die Nr. 10 (Natrium sulfuricum) kombinieren. Dieser Mineralstoff unterstützt die Entschlackung des Körpers durch die Ausscheidung von Giften aus dem Extrazellularraum.

Schüßler-Salz	Biochemische Funktion
Nr. 6 Kalium sulfuricum D6	Sauerstoffversorgung der Leber-Entgiftung der Leberzellen
Nr. 10 Natrium sulfuricum D6	unterstützt die Entgiftung des Lebergewebes, die Regulierung der Zuckerspeicher der Leber, den Aufbau von neuem Leberbindegewebe

- Dosierung: Vorsorge 3–5 Tabletten pro Tag pro Mittel
- Erhöhter Bedarf 7–10 Tabletten pro Tag pro Mittel

Die Mittel können einzeln gelutscht werden oder als Trinkkur in 1 Liter Wasser aufgelöst und über den Tag verteilt schluckweise getrunken werden.

DAS LYMPHSYSTEM

FUNKTION DES LYMPHSYSTEMS

Das Lymphsystem ist ähnlich groß und weit verzweigt wie das Blutgefäßsystem mit seinen zigtausend Kilometern Gefäßen. Es beginnt in den Gewebsspalten zwischen den Körperzellen und fließt über kleine Lymphgefäße zu immer größeren Lymphgefäßen zusammen, die, ähnlich wie die Venen, Muskeln und Klappen besitzen und im Normalfall den Rückfluss und Stau der Lymphe vermeiden. Man unterscheidet tiefe Lymphbahnen, die die Lymphe aus den tiefen Gewebeschichten transportieren, und oberflächliche Lymphgefäße, die Bindegewebe und Haut entgiften. Im Dünndarm kommt den Lymphgefäßen darüber hinaus die Aufgabe zu, Fette aus der Nahrung aufzunehmen und weiterzuleiten. Die Fortbewegung der Lymphe wird durch die Saugkraft des atmenden Brustkorbs und durch die Bewegung der Körpermuskulatur geregelt.

Als lebende Filter sind Lymphknoten unterschiedlicher Größe im Verlauf der Lymphbahnen zwischengeschaltet, die jedem Körperteil als Schutz dienen. Dort befinden sich verschiedene Arten von Abwehrzellen, die Fremdkörper, Schwermetalle, Schadstoffe, Krankheitserreger und Zellbestandteile aus dem Lymphstrom filtern. Sie können diese einerseits verschlingen und zersetzen, andererseits aber auch das gesamte Immunsystem informieren und aktivieren und somit weitere Gegenmaßnahmen veranlassen, wie zum Beispiel eine Vermehrung der Abwehrzellen.

Bestandteile des Lymphsystems

- Oberflächliche Lymphgefäße
- Tiefe Lymphgefäße
- Lymphgefäße des Dünndarmes
- Lymphknoten unterschiedlicher Größe
- Lymphozyten
- Mandeln

- Blinddarm
- Milz
- Thymus

Unter Normalbedingungen fließen etwa 2 l Gewebsflüssigkeit pro Tag aus dem Bindegewebe und aus dem Bauchraum in die großen Körpervenen und damit ins Blut. Das Blut wird dann letztendlich über die Nieren und zu einem kleineren Teil auch über Leber und Galle entgiftet. Ein guter Lymphabfluss aus dem Gewebe ist abhängig von einer ausreichenden Flüssigkeitszufuhr, körperlicher Bewegung und einer tiefen und entspannten Atmung.

Narben, Bewegungsmangel, oberflächliche Atmung, träger Stuhlgang, Übersäuerung des Gewebes und Flüssigkeitsmangel behindern den Lymphfluss und die Körperentgiftung. Wasseransammlungen im Bindegewebe, Ödeme und Schleimbildung der Atemorgane sind einige Zeichen einer mangelhaften Lymphentgiftung. Auch Zysten sind Ansammlungen von Lymphflüssigkeit. Sie können in der Niere, an den Eierstöcken, der Schilddrüse, in der Brust, in der Bauchspeicheldrüse, in der Leber und in vielen weiteren Organen auftreten. Wird der Körper über das Lymphsystem nicht ausreichend entgiftet, so kann dies zu verschiedenen Beschwerden und Krankheiten führen.

Wenn man bedenkt, dass die Milch eine Form der Lymphe ist, dann wird auch verständlich, dass Kuhmilch maßgeblich zur Verschlackung des Lymphsystems beiträgt. Viele namhafte Naturheilärzte haben darauf aufmerksam gemacht, dass durch die Kuhmilch Mandelentzündungen, Lymphknotenschwellungen, Blinddarmreizungen und Allergien verursacht werden können.

Unterstützend für das Lymphsystem sind dagegen

- ausreichende Flüssigkeitszufuhr (Hauptmenge: Wasser und dünner Kräutertee)
- ausreichende Bewegung
- Lymphdrainage/Bindegewebemassage oder ähnliche Therapien

- schleimlösende Ernährung und Heilpflanzen
- nieren- und leberreinigende Ernährung und Heilpflanzen
- Stärkung des Bindegewebes (Vitamin C, Zinnkraut, ...)
- entzündungshemmende und abwehrsteigernde Maßnahmen

Krankheiten/Beschwerden, die mit schlechter Lymphentgiftung zusammenhängen können

- chronische Mandelentzündung
- chronische Nasennebenhöhlenentzündung/Sinusitis
- wiederholte Blinddarmreizung
- Ohrgeräusche/Tinnitus
- Schwindel
- Übergewicht
- Cellulitis
- Infektanfälligkeit
- chronische Schmerzen
- chronische Müdigkeit
- Allergien
- Lymphdrüsenschwellung
- Lymphödeme
- Zysten
- Krebserkrankungen

ÜBERSICHT DER NAHRUNGSMITTEL FÜR EIN GESUNDES LYMPHSYSTEM

Eine Ernährung, die dem Lymphsystem dienlich ist, sollte schleimlösend, mild entwässernd, stuhlgangfördernd, entzündungshemmend, bindegewebsstärkend und leberunterstützend sein. Hier eine kleine Auswahl, die durch weitere Nahrungsmittel ergänzt werden kann, die in den Kapiteln Niere, Leber und Darm aufgeführt sind.

Nahrungsmittel	Wirkung auf das Lymphsystem
Amaranth	hilfreich bei Virus-Infekten und zum Aufbau von gesundem Bindegewebe
Ananas	enthält Enzyme, die abschwellend wirken, und Mangan, das ein gesundes Bindegewebe aufbaut
Apfel	Apfelschalen enthalten Schutzfaktor vor krebserzeugenden Giften (Quercetin); Pektin bindet Gifte im Darm und entlastet so das Lymphsystem
Birne	entlastet das Lymphsystem durch ihre milde entwässernde und verdauungsfördernde Wirkung
Kartoffel	basisch, reich an Kalium und Vitamin C, unterstützt die Ausscheidung von Wasser aus dem Bindegewebe, senkt den erhöhten Blutdruck und hilft Diabetikern
Knoblauch	abwehrsteigernd gegen Viren, Bakterien und Pilze; fördert die Durchblutung und dadurch die Entgiftungsleitung von Niere und Leber; schleimlösend
Kresse	enthält Senföle, die eine natürliche antibiotische Wirkung haben und die Entgiftungsleistung der Niere anregen; enthält Jod für die Schilddrüse und den gesamten Stoffwechsel
Meerrettich	regt die Verdauungssäfte und die Nierenfunktion an, erhöht den Lymphfluss in den Darmzotten; macht Bronchialschleim dünnflüssiger, was das Abhusten erleichtert, Äußerlich: als Meerrettichbreiwickel/-auflage
Orange	reich an Vitamin C und Flavonoiden, welche die Abwehrkräfte anregen
Petersilie	wirkt harn- und schweißtreibend und entgiftend, erweitert die Blutgefäße der Niere und unterstützt die Milz; reich an Vitamin C; trad. Anwendung bei Wasseransammlungen in Bauch- und Brustraum, Beinen und Herzbeutel
Pflaume	entlastet das Bauchlymphsystem durch seine leicht abführende Wirkung
Reis	reinigt von innen, entwässert und ist glutenfrei

Nahrungsmittel	Wirkung auf das Lymphsystem
Sellerie	entwässernde Wirkung bei Lymphstauungen; basisch und nervenberuhigend, wirkt schleimlösend und entwässernd, regt die Verdauungstätigkeit an und schützt die Darmschleimhäut
Senf	ätherische Öle und Schwefelverbindungen sind lymph- u. leberentgiftend, stoffwechselanregend und durchblutungsfördernd
Spargel	entwässernd und lymphentgiftend
Tomaten	schützen und kräftigen die Schleimhäute, bauen neues Bindegewebe auf, wirken entwässernd und harntreibend, Anregung des Darmes
Walnüsse	liefern reichlich Eiweiß, essentielle Fettsäuren, Zink und Spurenelemente für ein leistungsfähiges Immunsystem
Weintrauben	reinigen Darm und Nieren; entwässern und entgiften das Lymphsystem
Zitrone	entzündungshemmend, abwehrstärkend; Vitamin C regt die Aktivität der Fresszellen an, schleimlösend, schleimhautschützend
Zwiebel	enthält Schwefel und Quercetin, welche entgiften und das Immunsystem stärken; wirkt schleimlösend und sekretionsfördernd

Besondere Rezepturen

Die Knoblauch-Zitronen-Kur ist ein altes Volksheilmittel, das als Geheimtipp bei Gefäßverkalkungen gilt und unter anderem viele positive Auswirkungen auf das Lymphsystem hat.

Knoblauch-Zitronen-Kur

- 30 Knoblauchzehen
- 5 Biozitronen mit Schale
- die Knoblauchzehen und die Zitronen mit der Schale zerkleinern und mit 1 Liter Wasser erhitzen, bis das Wasser anfängt zu wallen, aber nicht aufkochen lassen, um die wertvollen Vitamine nicht zu zerstören
- abkühlen lassen und durch ein großes Sieb filtern und in einer Glasflasche im Kühlschrank aufbewahren

- Dosierung: täglich 1 Schnapsglas voll trinken, entweder morgens nüchtern oder auf leeren Magen vor einer Hauptmahlzeit

Meisterreiniger

Um an einem Fasten- und Entlastungstag die Entgiftung des Lymphsystems anzuregen, empfiehlt sich der sogenannte Meisterreiniger – ein einfaches Entgiftungsrezept mit Zitronensaft, Cayenne Pfeffer und Ahornsirup. Das Rezept von Stanley Burroughs, einem Vegetarier und Gesundheitsfreund, stammt aus dem Jahr 1941. Sein Ziel war damals schon, den Körper von Giften zu reinigen, die wir täglich in uns aufnehmen. Hier das Rezept:

- 2 TL Zitronensaft (frisch gepresst, aus Bio-Anbau)
- 2 TL Ahornsirup (keinen Honig!)
- 1 Messerspitze Cayenne-Pfeffer (wärmt und hilft beim Entgiften)

Dies alles in ein großes Glas Wasser (0,3l) geben. An einem Fastentag sollte man sechs bis zwölf Gläser am Tag trinken, wann immer man Hunger verspürt. Wem ein Fastentag in der Woche zu anstrengend erscheint, der kann es ja mit einem „Fastenvormittag" probieren, um seinem Körper eine Pause und die Zeit zur Lymphentgiftung zu gönnen.

ÜBERSICHT DER KRÄUTER UND HEILPFLANZEN FÜR EIN GESUNDES LYMPHSYSTEM

Kräuter und Heilpflanzen, die schleimlösend sind, das Bindegewebe entgiften, die Funktion der Nieren unterstützen, das Immunsystem anregen, die Darmschleimhäute schützen, die Durchblutung fördern und die Leberfunktion stärken, tragen auch zu einem gesunden Lymphsystem bei. Folglich findet man auch in den Kapiteln Darm, Leber und Niere Heilpflanzen, die das Lymphsystem unterstützen.

Heilpflanze	Traditionelle Anwendung
Ackerschachtelhalm	stärkt das Bindegewebe und unterstützt die Lymphentgiftung über die Niere
Arnika	immunstimulierend, wundheilend, schleimlösend, harntreibend, abführend
Blutwurz	entgiftend, immunstimulierend, blutstillend
Brunnenkresse	steigert die Schleimabsonderung der Atemwege; stark reizend und anregend für Magen-Darm-Schleimhaut und das Bauchlymphsystem, Entgiftung durch Steigerung der Urinabgabe, bekanntes Blutreinigungsmittel
Heidekraut	blutreinigend, basisch, harntreibend, schmerzstillend und antidepressiv
Huflattich	schleimlösend, entzündungshemmend, abschwellend bei Lymphdrüsenvergrößerung
Ingwer	hilft dem Körper, Schleim auszuscheiden, lindert Rheumabeschwerden; regt die Galle, den Kreislauf, die Durchblutung und das Immunsystem an
Kalmus	wirkt vorwiegend im Magen-/Darmbereich, normalisiert Drüsenfunktion und Muskeltätigkeit, steigert Abgabe von Stoffwechselschlacken
Klette	lymphentgiftend und blutreinigend; scheidet Gifte aus und wirkt abschwellend
Labkraut	hilft Gifte und Abfallstoffe über Lymphe und Niere auszuscheiden
Lavendel	beruhigt das übererregte vegetative Nervensystem; steigert Galle- und Nierenausscheidung; entzündungshemmend
Lindenblüten	regt das Schwitzen und die Lymphentgiftung an
Löwenzahn	Blutreinigungsmittel, nieren-, galle- und stoffwechselanregend
Mädesüss	schweißtreibend, entgiftend, reinigend

Heilpflanze	Traditionelle Anwendung
Rosskastanie	blutreinigend, gewebsentgiftend, harntreibend, entzündungshemmend, schleimlösend
Salbei	schleimlösend, entzündungshemmend, lymphentgiftend
Storchenschnabel	lymphentgiftend, blutreinigend
Thymian	schleimlösend, vor allem für die Bronchien
Wacholder	schleimlösend für die Atemwege; Anregung der Nierenentgiftung und der Aktivität der Verdauungsdrüsen; stoffwechselanregend, blutreinigend, entzündungshemmend
Walnussblätter	Bitter- und Gerbstoffe wirken bei Verschleimung und Lymphstauungen

Es gibt immer wieder Menschen, die sagen, sie kämen nicht oder nur schwer ins Schwitzen. Dadurch wird eine wesentliche Entgiftungsfunktion der Haut, des Bindegewebes und des Lymphsystems nicht genutzt. Folgender Tee unterstützt die Schweißbildung sowie die Entgiftungsorgane, die bei mangelnder Schweißbildung mit einer erhöhten Belastung fertigwerden müssen.

Lymphentgiftungstee I

- 500 ml Wasser
- 1 Tl Holunderblüten
- ½ Tl Lindenblüten
- 1 Tl Kardobenediktenkraut
- ½ Tl Wacholderbeeren
- Mit ½ Liter kochendem Wasser übergießen, 10 Minuten ziehen lassen

Der Tee sollte möglichst warm getrunken werden. Kommt es zu Stauungen von Lymphflüssigkeit und Wassereinlagerungen im Bindegewebe, so sollte das Bindegewebe gestärkt und Leber und Nieren angeregt werden.

Lymphentgiftungstee II

- 1 Tl Ackerschachtelhalm
- ½ Tl Birkenblätter
- ½ Tl Schafgarbe
- ½ Tl Wacholderbeeren
- Mit ½ Liter Wasser kurz aufkochen und 10 Minuten ziehen lassen

Der Tee sollte warm getrunken werden. Ist eine Herz- und Kreislaufschwäche an der Ödementstehung mitbeteiligt, so sollte auch dies bei der Kräuterauswahl berücksichtigt werden:

Lymphentgiftungstee III

- 1 Tl Birkenblätter
- 1 Tl Brennessel
- 1 Tl Rosmarin
- ½ Tl Wermut
- Mit ¾ Liter kochendem Wasser übergießen, 5 Minuten ziehen lassen, über den Tag verteilt trinken

Lymphentgiftungstee IV

- 1 Tl Klettenwurzelsamen, zerstoßen
- 1 Tl Krauser Ampfer
- mit ¼ Liter kochendem Wasser übergießen, 5 Minuten ziehen lassen, 2–3-mal täglich 1 Tasse

Natürlich können die in der Tabelle aufgelisteten Heilpflanzen – mit Ausnahme von Wacholder – auch einzeln als Tee verwendet werden.

Ätherische Öle

Auch viele ätherische Öle wirken sich positiv auf das Lymphsystem aus. Sie unterstützen die Lymphentgiftung, die Infektabwehr und die Schleimabsonderung, die ja auch eine Form der Lymphentgiftung der Atemwege ist. Einige unterstützen zusätzlich die Nierenfunktion oder die Entgiftung der Lymphe durch das Schwitzen. Folgende ätherischen Öle haben eine lymphentgiftende Wirkung: Bergamotte, Cajeput, Eukalyptus, Kamille, Latschenkiefer, Lavendel, Pfefferminze, Rosmarin, Salbei, Sandelholz, Thymian und Zitrone.

In der Tabelle im Kapitel Grundlagen der Entgiftung – Ätherische Öle finden Sie weitere Hinweise auf die Wirkung und Anwendungsgebiete dieser Öle.

Lymphentgiftungsöl

- 4 Tropfen Bergamotte
- 4 Tropfen Eukalyptus
- 4 Tropfen Latschenkiefer
- 4 Tropfen Lavendel
- 4 Tropfen Wacholder
- in 100 ml Jojobaöl mischen

Das Lymphentgiftungsöl eignet sich zum Einreiben von Lymphstauungen, zum Einreiben der Gelenke, um die Lymphentgiftung aus den Armen und Beinen zu fördern und zur Behandlung der Lymphreflexzone, die sich unterhalb der Schlüsselbeine und in gleicher Höhe am Rücken befindet.

Bergamotte	keimabwehrend, schleimlösend
Eukalyptus	stark keimabwehrend, schleimlösend, blutreinigend
Latschenkiefer	durchblutungsfördernd, abwehrstärkend, schleimlösend
Lavendel	entgiftend über Schweiß, Harn und Galle; beruhigend
Wacholder	nierenentgiftend, durchblutungsfördernd

Heilessig

Für die Herstellung eines Heilessigs zur Förderung der Lymphentgiftung eignen sich Kräuter und Gewürze, die schweißtreibend, immunstimulierend, durchblutungsfördernd, keimabwehrend und nierenentgiftend sind. Dazu zählen: Schwarzer Pfeffer, Cayennepfeffer, Chili, Birkenblätter, Brennessel, Holunderblüten, Lindenblüten, Rosmarin, Salbei, Schafgarbe und Wacholderbeeren.

Cayenne-Essig

- 10 g biologischer Cayennepfeffer
- 250 ml naturtrüber biologischer Apfelessig
- in großer sauberer Glasflasche 2 Wochen bei Raumtemperatur lagern
- alle 1 bis 2 Tage Flasche schwenken, um die Bestandteile neu zu mischen
- davon 1 Teelöffel auf 1 großes Glas warmes Wasser zwischen den Hauptmahlzeiten trinken

Wer einen empfindlichen Magen oder Darm hat oder einfach keinen Pfeffer mag, der kann seinen Heilessig für das Lymphsystem auch mit etwa 20g Salbei ansetzen.

Holunderblüten-Essig

- 50 g zerriebene getrocknete Holunderblüten
- 500 ml naturtrüber Apfelessig
- Zubereitung und Dosierung wie der Cayenne-Essig

Holunderblüten sind ein hervorragendes Lymphentgiftungsmittel. Sie wirken schweißtreibend, blutreinigend, harntreibend und haben zudem entzündungswidrige Eigenschaften. Allerdings gibt es Menschen, die mit Übelkeit bis hin zu Erbrechen auf Holunder reagieren.

Schüßler-Salze

Die Lymphe ist eine Domäne der Naturheilkunde, die sich der Bedeutung eines funktionsfähigen Lymphsystems für die Entgiftung und Gesundheit des Körpers bewusst ist. So findet man auch bei den Schüßler-Salzen wertvolle Hilfen, die das Lymphsystem entlasten und unterstützen

Schüßler-Salz	Biochemische Funktion
Nr. 1 Calcium fluoratum	unterstützt die Elastizität; stärkt das Bindegewebe
Nr. 4 Kalium chloratum	hilfreich bei Entzündungen, die Lymphschwellungen erzeugen, sowie bei zähem Schleim und milchig weißem Zungenbelag
Nr. 5 Kalium phosphoricum	kann Giftstoffe bei Infektionen binden, unterstützt so das Lymphsystem und schützt den Körper
Nr. 6 Kalium sulfuricum	unterstützt die Entgiftung über die Haut und die Schleimhäute und fördert die Sauerstoffaufnahme in die Zellen
Nr. 8 Natrium chloratum	reguliert den Flüssigkeitshaushalt im Körper und hat Einfluss auf den Säure-Basen-Haushalt des Zwischenzellraumes. Ferner vermag es Gifte zu binden, wie etwa metallische Arzneigifte und Gifte nach Insektenstichen
Nr. 9 Natrium phosphoricum	unterstützt das Lymphsystem bei der Entgiftung von Abbauprodukten, die aus Zucker und Milchprodukten entstehen; hilfreich bei Lymphdrüsenschwellungen; Regulation des Säure-Basen-Haushaltes

Nr. 10 Natrium sulfuricum	Ausscheidung von Giftstoffen durch die Anregung der Niere, der Galle und Bauchspeicheldrüse sowie des Darmes; bei Wassereinlagerungen (Ödemen)
Nr. 11 Silicea	stimuliert das Bindegewebe und steigert die entgiftende Tätigkeit des Lymphsystems
Nr. 12 Calcium sulfuricum	reinigt und schützt die Schleimhäute bei eitrigen Entzündungen

Kommt es im Rahmen von Entzündungen zu Schwellungen der Schleimhäute, zu Lymphstau im Gewebe und zu Absonderung von zähem, weißlichem Schleim, so ist das biochemische Mittel Nr. 4 Kalium chloratum das Mittel der Wahl.

Kommt es hingegen zu Lymphknotenschwellungen zum Beispiel bei Halsentzündungen, so hilft in erster Linie die Nr. 9 Natrium phosphoricum. Dies gilt vor allem bei Belastung der Lymphe durch Milchprodukte und Zucker und damit verbundenem chronischem Schnupfen oder häufigen Mandelentzündungen. Dementsprechend ist Natrium phosphoricum ein sehr wichtiges Lymphmittel in der Biochemie nach Dr. Schüßler.

Wassereinlagerungen, die nicht im Rahmen einer Entzündung auftreten, benötigen das Funktionsmittel Nr. 10 Natrium sulfuricum. Umgangssprachlich wird Natrium sulf. auch Glaubersalz genannt. In homöopathischer Verdünnung fördert es die Ausscheidung von Giftstoffen über die Anregung der Niere, der Galle und Bauchspeicheldrüse sowie des Darmes. Es kann auch als Salbe eingesetzt werden, etwa bei Schwellungen und Wassereinlagerungen im Gesicht. Sind die Giftstoffe metallischen Ursprungs, so wird in der Biochemie zur Entgiftung Natrium chloratum (Nr. 8) eingesetzt. Es ist ferner eines der wichtigsten Mittel zur Regulierung des Wasserhaushaltes innerhalb der Zellen und im Zwischenzellgewebe und hat damit unmittelbaren Einfluss auf das Lymphsystem.

Treten Stauungen, Schwellungen oder Entzündungen auf, so können die Schüßler-Salze auch lokal in Form von Salben zur Unterstützung des Lymphsystems eingesetzt werden.

Schüßler-Salz-Salben

- **Kalium chloratum D4 Salbe –** Zysten, Lymphknotenschwellungen, Mandelentzündung, Gelenkentzündung, sonstige entzündliche Lymphschwellungen
- **Natrium chloratum D4 Salbe –** Wässrige Bläschenbildungen der Haut; wässrige Haut- und Schleimhautabsonderungen; Fließschnupfen; Sonnenbrand; Schwellung nach Insektenstichen; trockene Haut und Schleimhäute; gedunsene Gesichtshaut
- **Natrium phosphoricum D4 Salbe –** Mitesser, Pickel, Hautbläschen mit honig-gelbem Inhalt, vermehrter Schweiß bei Aufregung, saurer Schweiß, geschwollene Talgdrüsen, Gelenkschwellungen

- Dosierung: bei akuten Beschwerden mehrmals täglich,
  bei chronischen Beschwerden 1–2-mal täglich

BEWEGUNG ZUR ENTGIFTUNG DES LYMPHSYSTEMS

Der Lymphabfluss kann unterstützt werden durch Trockenbürsten, Selbstmassagen (Streichen, Kneten, Klopfen), Schwitzen, Auflagen und Wickel, wohl dosierte Sport- und Bewegungsübungen (Pilates, Stretching).

Ein Klassiker der Anregung des Lymphabflusse ist das Trampolin. Auch, ohne sich gleich ein Trampolin anschaffen zu müssen, kann man durch Nachempfinden des Hüpfens auf der Stelle den Lymphfluss beträchtlich aktivieren. Weniger bewirkt dabei manchmal mehr. So reicht es durchaus, wenn man erst einmal mit dem Wippen anfängt. Dazu bedarf es keiner großen Vorbereitungen. Es empfiehlt sich, lockere Kleidung zu tragen. Enge Kleidungsstücke wie enggeschnallte Gürtel oder BHs, aber auch Uhren sind nicht gerade förderlich für einen ungestörten Lymphfluss.

Finden Sie Ihren Rhythmus beim Wippen und Hüpfen. Man kann mit kleinem, kurzen, besonders schonendem Wippen beginnen. Dabei bleiben der Vorfuß und die Zehen auf dem Boden, während der Rest des Körpers durch die Beinkraft auf und ab bewegt wird. Wenn Sie wippen, sollten Sie locker und entspannt sein. Verkrampfungen blockieren den Lymphabfluss.

Sie werden bald merken, dass natürlich auch die Bauchorgane, das Zwerchfell, sowie Lunge und Herz mitbewegt werden. Ja auch das Rückenmark, die Rückenmarksflüssigkeit, das Gehirn und die verschiedenen Schädelknochen kommen in Bewegung. Es ist ratsam, während des Wippens den Mund nicht fest zuzubeißen, sondern eher locker oder leicht geöffnet zu halten. Dadurch kann die Luft aus den tiefer gelegenen Lungenabschnitten besser entweichen, vor allem aber können sich Kiefer und Schädelknochen besser mitbewegen. Ein unnötiger Druckaufbau im Kopfbereich wird dadurch vermieden.

Wer mag und dazu fähig ist, kann zu größeren Wippbewegungen und zu kleineren oder größeren Hüpfsprüngen übergehen. Wenn Sie die Möglichkeit haben, üben Sie im Garten, in der Natur, auf dem Balkon oder vor dem geöffneten Fenster. Wie gesagt, das Wichtigste hierbei ist, dass Sie Ihren eigenen Rhythmus finden. Dies gilt auch für die Übungsdauer und -häufigkeit. Morgens, mittags, abends und/oder zwischendurch eine oder einige Minuten wippen und hüpfen bringt Schwung in Ihr Leben und regt die entgiftende Wirkung des Lymphsystems an.

DIE NIEREN

FUNKTION DER NIEREN

Hauptaufgabe der Nieren ist es, den Flüssigkeitshaushalt des Körpers zu regulieren und für eine gleichbleibende Menge und Zusammensetzung der Gewebsflüssigkeit zu sorgen, die die Zellen aller Organe umspült, ernährt und entgiftet. Die Nieren scheiden die Schadstoffe aus, die aus dem körpereigenen Stoffwechsel oder aus der Umwelt stammen. Diese Schad- und Giftstoffe gelangen aus den Organen entweder direkt über das Blut zu den Nieren oder werden zunächst vom Lymphsystem aufgenommen und dann ins Blut abgegeben, um von dort über die Niere entgiftet zu werden. Auf diese Weise wird die gesamte Körperflüssigkeit rund 10-mal pro Tag zur Kontrolle und Entgiftung durch die Nieren geschleust. Dies verdeutlicht die hohe Entgiftungsleistung der Nieren.

Pro Minute werden von den Blutgefäßen der Nieren 120 ml Primärurin gefiltert. Das entspricht einer Tagesfiltration von 170 Litern. Alles, was von Bedeutung für den Körper ist (Wasser, Mineralien), wird in den Nieren aus dem Primärurin rückresorbiert, so dass durchschnittlich 1,5 Liter (End-) Urin pro Tag ausgeschieden werden. Da die Entgiftungsleistung der Niere in kleinen Blutgefäßchen stattfindet, wird deutlich, dass die Ausscheidung der Schadstoffe nicht nur an die Flüssigkeitszufuhr, sondern auch an die Durchblutung der Nieren gekoppelt ist. Alles, was die Durchblutung der Niere schädigt, wie Schwermetalle, freie Radikale, Stress, Entzündungen und Vernarbungen an den Gefäßwänden und Gefäßverkalkungen, beeinträchtigt ihre Entgiftungsleistung. Sie können sowohl die Durchblutung der Niere als auch ihre Entgiftungsleistung aktiv unterstützen und pflegen. Welche Nahrungsmittel, Heilkräuter, Schüßler-Salze und ätherische Öle Ihnen dabei helfen, erfahren Sie auf den folgenden Seiten.

ÜBERSICHT DER NAHRUNGSMITTEL FÜR DIE GESUNDEN NIEREN

Nahrungsmittel	Wirkungsweise und traditionelle Anwendung
Apfel	Erhöhung der Urinproduktion und der Wasserausscheidung aus dem Gewebe; unterstützt die Entgiftung d. Blutes über die Niere
Birne	fördert die Wasser- und Salzausscheidung aus dem Gewebe
Kranbeere (Cranberry)	entzündungshemmend
Heidelbeere	entzündungshemmend
Honigmelone	erhöht die Löslichkeit und Ausscheidung steinbildender Salze; alkalisierend
Pfirsich	enthält 7-mal mehr Kalium als Natrium und hat einen leichten harntreibenden Effekt, entlastet das Gewebe von Wassereinlagerungen
Preiselbeeren	Hausmittel bei Rheuma und Gicht, entzündungshemmend
Wassermelone	harntreibend, alkalisierend
Weintrauben	Anwendung bei Nieren- u. Blasenschwäche, Gicht u. Rheuma
Haselnüsse	beugen Nierensteinen vor; empfehlenswert auch für Diabetiker
Maronen	sehr basisch; eiweiß- und natriumarm
Artischocke	erhöht die Urinproduktion und die Ausscheidung von Harnstoff
Aubergine	regt die Filterfunktion der Niere an
Blumenkohl	harntreibend, entlastet das Gewebe von Wasseransammlungen
Grüne Bohnen	helfen bei Wasseransammlungen, die durch Herz- oder Nierenschwäche entstanden sind; fördern die Ausscheidung von Harnsäure und Giftstoffen mit dem Urin
Borretsch	harntreibend
Kohlrabi	fördert die Ausscheidung von Harnsäure

Nahrungsmittel	Wirkungsweise und traditionelle Anwendung
Kürbis	sanfte Steigerung der Nierentätigkeit; aufgrund des geringen Eiweiß- und Natriumgehaltes auch bei Niereninsuffizienz geeignet
Meerrettich	antibiotisch und nierenanregend, starke Reizwirkung
Radieschen	Wirkung wie Rettiche, nur etwas abgeschwächt
Reis	entwässert, fördert also die Ausscheidung von Wasseransammlungen und Schadstoffen aus dem Gewebe
Rettich	reich an ätherischen Ölen, starke Reizwirkung, entwässernd, desinfizierend; Vorsicht bei akuten Nierenentzündungen
Sellerie	harntreibend, erhöht Ausscheidung von harnpflichtigen Abfallstoffen
Spargel	fördert die Ausscheidung von überschüssiger Flüssigkeit aus dem Gewebe; wirkt stark anregend auf die Nierentätigkeit; bei Nierenentzündung sparsam verwenden
Zitrone	basisch, hilft Kalziumsalze auszuscheiden und Nierensteinen vorzubeugen

Wasser zu trinken ist eine Grundvoraussetzung für die Entgiftung des Körpers. Der Genuss von frischem Obst und Gemüse erhöht die Urinproduktion und Entgiftungsleistung der Niere. Zu beachten ist, dass Sellerie von schwangeren Frauen in den ersten 3 Monaten gemieden werden sollte, da es zur Stimulierung der Gebärmutter mit erhöhtem Fehlgeburtsrisiko kommen kann.

Bohnen sind sehr eiweißreich. Sie enthalten alle essentiellen Aminosäuren, also Eiweißbausteine, die der Körper mit der Nahrung zuführen muss. Grüne Bohnen brauchen in Bezug auf den Eiweißgehalt den Vergleich mit Fleisch und Eiern nicht zu scheuen. Kombiniert man Bohnen mit Getreide (Weizen, Reis, Mais, Hafer), Sesam, Sonnenblumenkernen oder Bierhefe, so kann man ihren Eiweißgehalt optimieren und problemlos auf Fleisch verzichten.

Auch der Kohlrabi mit seinen natürlichen Senfölen unterstützt die Durchblutung und die Entgiftungsfunktion der Nieren. Er kann roh als Salat, als Gemüse, in Eintöpfen oder als Saft verzehrt werden. Neben den Klassikern der Nierenentgiftung wie Spargel, Bohnen oder Sellerie gibt es auch weniger bekannte Nahrungsmittel, die die Nierenfunktion anregen. Dazu zählen auch Haselnüsse, die eine vorbeugende Wirkung auf die Entstehung von Nierensteinen haben, vor allem, wenn es sich um Harnsäuresteine (Urat) handelt. Darauf wies auch der französische Naturarzt Jean Valnet hin. Zudem ist die Haselnuss ein guter Energieträger. Sie enthält in etwa 60% pflanzliches Fett, 13% pflanzliches Eiweiß, Kalzium, Magnesium, Mangan, Phosphor und die Vitamine B_1 und B_6, aber nur wenig Kohlenhydrate. Haselnüsse stärken die Blutgefäße, kräftigen das Nervensystem, wirken sich günstig bei hohem Blutzucker aus und enthalten Gerbstoffe, die die Haut- und Darmfunktion unterstützen. Kurzum, sie sind ein leicht verdaulicher und gesunder Energielieferant für zwischendurch.

Haselnussgetränk

- 2 El Haselnussmus
- 1 Prise gemahlene Vanilleschote
- 1 Tl Honig / Ahornsirup
- ½ l Wasser
- Die Zutaten mit Mixer oder Küchenmaschine 2 Minuten mischen, bis eine gleichmäßige Flüssigkeit entsteht

Das Haselnussmus kann fertig gekauft werden oder selbst hergestellt werden. Dafür benötigt man:

- 200 g ungesalzene, geröstete und geschälte Haselnüsse
- 2 El Maiskeimöl oder Haselnussöl
- Nachdem die Nüsse kleingehackt wurden, werden sie im Mixer/Pürierstab gemeinsam mit dem Öl so lange zerkleinert, bis ein streichfähiges Mus entsteht

Wie das Haselnussgetränk zeigt, ist eine gesunde entgiftungsfördernde Ernährung abwechslungsreich und nicht nur auf herzhafte Gerichte beschränkt. Auch ein fruchtiger Reissalat bringt Abwechslung während einer Entgiftungskur.

ÜBERSICHT DER KRÄUTER UND HEILPFLANZEN FÜR DIE GESUNDEN NIEREN

In der Welt der Heilkräuter finden wir viele Freunde und Helfer, die die Funktion der Nieren unterstützen und anregen. Die folgende Tabelle gibt Ihnen eine Übersicht über bewährte Klassiker (Brennnessel, Bärentraubenblätter) und weniger bekannte Heilpflanzen (Bruchkraut, Orthosiphonblätter).

Pflanze	Traditionelle Anwendung
Ackerschachtelhalm	milde Anregung der Nierentätigkeit, Entzündungen (bakteriell) der Niere und Harnwege; Nierengrieß
Ackerstiefmütterchen	harntreibend, blutreinigend, schleimlösend
Bärentraubenblätter	bakterienhemmend im basischen Milieu, Anwendung bei akuter und chronischer Blasenentzündung, Nieren- und Blasenschwäche
Besenginster	Durchblutungssteigerung der Niere bei Herzschwäche, Herzrhythmusstörungen
Birkenblätter	Durchspülung zur Erhöhung der Giftausscheidung, antientzündlich
Brennessel	Durchspülungstherapie, Vorbeugung und Auflösung von Harnsteinen; erhöht den maximalen Harnfluss, die Harnmenge und verringert die Restharnbildung
Bruchkraut	Nelkengewächs, das entkrampfend auf die glatten Muskeln der Nierenblutgefäße und Harnwege wirkt; bei Entzündungen/Nierengrieß

Pflanze	Traditionelle Anwendung
Brunnenkresse	enthält unter anderem Senföle, die fördernde Reizwirkung auf Nierentätigkeit haben bei Wildsammlung beachten: nicht in Nähe von Tierweiden wegen Leberegeln – gründlich reinigen und abkochen!
Ebereschenbeeren	basisch, bei Störungen im Harnsäurestoffwechsel
Eibisch	bei Harnwegsinfekten (HWI)/Nierensteinen; Magen-Darm-Mittel
Eisenkraut	enthält schwefelhaltiges ätherisches Öl, das schleimlösend und durchblutungsfördernd wirkt
Ehrenpreis	harn- und schweißtreibend
Erdbeerblätter	blutreinigend, basisch, Entgiftung von Harnsäure u. a.
Goldrute	stark entwässernd; entzündungshemmend, leicht entkrampfend
Gujakholz	unterstützend, entgiftend bei rheumatischen Beschwerden
Hagebutte	harntreibend und reich an Vitamin C; bei chronischen HWI
Hauhechel	entkrampfend, entwässernd, entzündungswidrig
Heidekraut	milde Entzündungshemmung, harntreibend
Hirtentäschel	zusammenziehend, gefäßabdichtend, hilfreich bei blutenden Harnwegsinfekten
Holunderblüten, -blätter	harntreibend, schweißtreibend
Schwarze Johannisbeerblätter	entwässernd, antioxidativ, blutdrucksenkend
Kapuzinerkresse	stark keimhemmend, schleimhautreizend: nicht länger als 4–6 Wochen anwenden
Leinsamen	Schleimhautschutz im Bereich der Harnwege
Liebstöckel Giftausscheidung	Durchspülung bei Harnwegsinfekten und zur vermehrten

Pflanze	Traditionelle Anwendung
Löwenzahn	Anregung der Nierenfunktion
Odermennig	scheidet Harnsäure aus; bei Nierensteinen, Gicht und Rheuma
Orthosiphonblätter (Katzenbart)	entkrampfend und harntreibend bei Entzündungen und Giftstau
Petersilie	Durchspülung zur Giftausscheidung; selten: allergische Haut-/Schleimhautreaktionen, beispielsweise durch Sonnenlicht ausgelöst
Queckenwurzel	harntreibend, keimtötend, anregend
Sauerklee	harntreibend
Schlehenblüten	harn- und schweißtreibend, salzausscheidend
Spargelwurzeln	zur Durchspülung bei Entzündungen der Harnblase und als Vorbeugung vor Nierengrieß
Strohblume	ihre Flavonoide wirken entzündungshemmend
Wacholder	das ätherische Öl steigert die Filterleistung der Gefäßknäuel in der Niere, hilfreich bei Wassereinlagerungen und Übersäuerung; bei zu langer oder zu hoher Dosierung: Nierenreizung
Waldmeister	entwässernd, entzündungshemmend

Einige Heilkräuter sind aufgrund ihrer sehr intensiven Wirkung nur für einen Gebrauch von höchstens 4 bis 6 Wochen geeignet. Zur Langzeittherapie der Nieren über 6 Wochen hinaus sind folgende Heilpflanzen geeignet: Ackerschachtelhalmkraut, Birkenblätter, Brennnesselkraut, Buccoblätter, Hauhechelwurzel, Kamillenblüten und Pfefferminzblätter. Bei unklaren Beschwerden oder ausbleibender Besserung sollten Sie einen Arzt aufsuchen.

Folgende Blutreinigungs-Tees kann man selber mischen oder in der Apotheke mischen lassen. Alternativ können Sie auch von jedem

Kraut 50 g als Tee kaufen und diese abwechselnd einzeln trinken oder unmittelbar vor der Zubereitung selbst kombinieren.

Blutreinigungstee I

- 20 g Brennnesselblätter
- 20 g Holunderblüten
- 20 g Schlehenblüten
- 40 g Birkenblätter
- Minutenüberbrühung
- 1 El pro Liter pro Tag

Blutreinigungstee II

- 25 g Ackerschachtelhalm
- 25 g Bärentraubenblätter
- 25 g Eibischblüten
- 25 g Salbeiblätter
- 2 El auf 500 ml Wasser Kaltansatz, 12 Stunden ziehen lassen, abseihen
- auf 3 Portionen aufgeteilt leicht erwärmt über den Tag verteilt trinken

Diese Mischung ist neben der harntreibenden Wirkung auch entzündungshemmend und deshalb bei Harnwegsinfekten hilfreich.

Nierenentgiftungstee

- 25 g Holunderblüten
- 25 g Lindenblüten
- 25 g Goldrute
- 25 g Ackerschachtelhalm
- 1 El mit ½ Liter kochendem Wasser überbrühen
- 15 Minuten ziehen lassen, am Vormittag trinken

Darüber hinaus gibt es in jeder Apotheke oder in jedem gut sortierten Reformhaus und Naturkostladen verschiedene Fertigteemischungen, die die Nierengiftung unterstützen.

Ätherische Öle

Ätherische Öle können als Badezusatz, Aerosol oder Massageöl zur Unterstützung der Nierenfunktion eingesetzt werden. Dazu eignen sich das Öl von Eukalyptus, Fenchel, Geranien, Muskatellersalbei, römischer Kamille, Salbei, Sandelholz, Thymian, Ysop, Wacholder, Zeder, Zwiebel und Zypresse.

Nierenentgiftungsöl

- 4 Tropfen Eukalyptusöl
- 4 Tropfen Fichtenöl
- 2 Tropfen Lavendelöl
- in 50 ml Jojobaöl mischen
- zum Einreiben der Nierenreflexzone und der Fußsohlen

Heilessig

Meerrettich-Essig

- 30 g Meerrettichpulver in
- 500 ml naturtrübem Apfelessig
- 2-mal täglich 1 Tl mit 1 Glas Wasser oder
- 1 El auf 1 Liter Wasser über den Tag verteilt getrunken

Meerrettich ist nieren- und lymphentgiftend, wirkt antibiotisch, schleimlösend und wird darüber hinaus in der Volksmedizin zur Unterstützung der Leberfunktion verwendet. Bei Verdacht auf Gallensteine sollte man vorsichtig mit Meerrettich sein, um keine akuten Beschwerden hervorzurufen.

Wacholderbeeressig

- 25 g gemahlene Wacholderbeeren in
- 500 ml naturtrübem Apfelessig
- 2 mal täglich 1 Tl mit 1 Glas Wasser oder
- 1 El auf 1 Liter Wasser über den Tag verteilt getrunken

Wacholderbeeren wirken anregend und entgiftend auf die Nieren. Sie sind schleimlösend, haben eine positive Wirkung für Augen und Magen, und werden zu Blutreinigungskuren verwendet. Bitte gut schütteln, damit der Essig gegen Ende der Behandlung durch den Bodensatz nicht zu konzentriert wird. Aufgrund der starken Wirkung der Wacholderbeeren dürfen sie nicht über einen längeren Zeitraum, nicht bei bestehender Schwangerschaft oder deutlich vorgeschädigter Nierenfunktion verwendet werden.

Schüßler-Salze

Die folgende Tabelle gibt einen Überblick über die Wirkung verschiedener Schüßler-Salze auf die Nierenfunktion.

Schüßler-Salz	Biochemische Funktion
Nr. 3 Ferrum phosphoricum D12	bei entzündlichen Nierenbeschwerden
Nr. 4 Kalium chloratum D6	entgiftende Wirkung und Schutz der Schleimhäute des Urogenitalsystems
Nr. 6 Kalium sulfuricum D6	unterstützt die Zellen der Harnkanälchen, die vielen Schadstoffen ausgesetzt sind
Nr. 8 Natrium chloratum D6	reguliert den Wasserhaushalt, bindet metallische Gifte und scheidet sie über die Niere aus
Nr. 9 Natrium phosphoricum D6	unterstützt die Säureausscheidung aus dem Gewebe über die Niere
Nr. 11 Silicea D12	beugt der Bildung von Nierengrieß vor

Als Salben können die Schüßler-Salze auch über den Nierenreflexzonen eingerieben werden. Hier ist besonders die Nr. 8 Natrium chloratum zu erwähnen. Es reguliert den Wasserhaushalt und soll darüber hinaus die Bindung und Ausscheidung von metallischen Giftstoffen bewirken.

Reflexzonenmassage

Nierenfunktion und Durchblutung werden auch durch die Massage der Nierenreflexzonen angeregt. Diese befinden sich am Rükken direkt unterhalb der hinteren Rippenbögen. Sie sind leicht mit beiden Händen zu erreichen. Eine Trockenmassage reicht und kann auch mit einem Baumwollhandtuch ausgeführt werden. Als Massageöl können einige Tropfen Eukalyptus-, Salbei- oder Sandelholzöl verwendet werden. Kalte Füße oder ein kalter Rücken können zu einer reflektorischen Verschlechterung der Nierendurchblutung führen. Wer jedoch seine Füße warm hält, tut damit auch seinen Nieren etwas Gutes.

Ansteigende Fußbäder

Material

- Fußbadewanne **oder** 1 breiter Plastikeimer **oder** 1 kleiner Plastikwäschekorb
- Badehandtuch
- Wollsocken
- je nach Geschmack Badezusatz
- positionieren Sie Ihre Fußbadewanne in der Nähe Ihrer Dusche oder Ihres Wasserkochers
- füllen Sie die Fußbadewanne mit erträglich warmen Wasser bis zur Höhe der Fußknöchel
- legen Sie Handtuch und Wollsocken zurecht
- beginnen Sie mit dem Bad und füllen Sie alle 5 Minuten etwas heißes Wasser nach bis die Badetemperatur 38–40 Grad Celsius erreicht hat
- als Badezusatz können Sie einige Tropfen eines ätherischen Öles beispielsweise die Nierenentgiftungsmischung, 2El Natron Pulver oder 2El Wacholderessig zugeben
- Wichtig: danach die Füße warm halten!

Ansteigende Fußbäder steigern die Durchblutung der Nieren und unterstützen so ihre Entgiftungsarbeit.

SCHLUSSWORT

In diesem Buch haben Sie einige Möglichkeiten kennengelernt, Ihrem Körper bei seiner Entgiftung zu helfen. Abschließend darf ich aus meiner Sicht den Stellenwert, den diese Anregungen haben, noch einmal betonen. Dazu will ich den Vergleich Zähneputzen und Zahnarzt noch ein letztes Mal bemühen. Wenn Sie täglich ihre Zähne putzen, so ist das neben einer gesunden Ernährung die Grundlage für die Gesundheit Ihrer Zähne. Dennoch werden Sie entweder zur Vorbeugung oder wenn Beschwerden auftreten, den Zahnarzt Ihres Vertrauens aufsuchen, um sich helfen zu lassen. Haben Sie Ihre Zähne gut ernährt und gepflegt, dann wird der Gang zum Zahnarzt mit ziemlicher Sicherheit glimpflicher ablaufen, als wenn Sie sich nie um Ihre Zähen gekümmert hätten. Ähnliches gilt im übertragenen Sinn auch für Ihren Körper, wenn Sie zum Arzt gehen.

Neben den vielen Anregungen, die Sie in diesem Buch enthalten haben, bietet gerade die Naturheilkunde eine Fülle von Therapiemöglichkeiten, die Ihre eigenen Bemühungen unterstützen können. Dazu zählen Eigenblutbehandlungen, Sauerstofftherapien, Darmreinigungen und bindegewebsentgiftende Methoden.

Auch die Belastungen des Körpers mit Schwermetallen können durch Spezialuntersuchungen gemessen und mit Chelatbildnern behandelt werden.

Wenn man von Entgiftung spricht, so darf man etwas Wesentliches nicht ausklammern: Das Verursacherprinzip besagt, dass die Ursachen auf den Urheber zurückkommen. Natürlich ist es einfacher, mit dem Finger auf andere zu zeigen, die viel schlimmer sind als man selbst, doch das führt zu keiner Lösung.

Wer sich vor Umweltgiften schützen will, der ist gut beraten, wenn er auch darauf achtet, selbst die Umwelt nicht zu vergiften. Dazu zählt auch die Umweltvergiftung durch Gedanken und Gefühle. Wer Pessimismus, Neid, Feindschaft und Aggressivität, Ausnützung und Abwertung des Nächsten, Lieblosigkeit und Egoismus verbreitet, wird sich schwertun, allein durch eine bewusste Ernährung und Entgiftung auf Dauer gesund zu bleiben. Inzwischen weiß man, dass wir durch unsere Gefühle und Gedanken sogar unsere Gene steuern und damit auch direkten Einfluß auf unsere Gesundheit und Krankheit ausüben.

Die Kernaussage der Bergpredigt „Was Du nicht willst was man Dir tu, das füg auch keinem anderen zu“ oder „Was Du willst, das man Dir tu, das tue Du zuerst“ kann die Grundlage dafür bilden, unsere eigene Denk- und Handlungsweise in Beziehung zu unserer Umwelt zu prüfen und positiv zu gestalten. Dadurch gewinnen auch unsere äußeren körperbezogenen Gesundheitspflegemaßnahmen an Kraft und Wirksamkeit.

Ich wünsche Ihnen, dass Sie das, was Sie beim Lesen dieses Buch angesprochen hat, zu Ihrem Wohl und zum Wohl ihrer Umwelt in die Tat umsetzen.

ANHANG

WELCHES GESUNDHEITSRISIKO STECKT IN FLEISCH, MILCH UND FISCH ?

Wer sich entgiften will, sollte sich durch die Nahrung nicht ständig neu belasten.

Fleisch

Leider ist die Vorstellung, dass Fleisch ein notwendiger Bestandteil für eine gesunde Ernährung sei, immer noch weit verbreitet. Wer sich jedoch nur ein bisschen eingehender mit diesem Thema beschäftigt, der muss sehr bald feststellen, dass wohl eher das Gegenteil der Fall ist. Es gibt viele ernstzunehmende wissenschaftliche Untersuchungen, die in renommierten medizinisch-wissenschaftlichen Fachzeitschriften veröffentlicht wurden und einen klaren Trend aufzeigen: Fleisch zu essen macht krank!

So zeigte eine Untersuchung*, die über einen Zeitraum von 17 Jahren durchgeführt wurde, einen Zusammenhang zwischen dem Auftreten von Diabetes mellitus und dem Konsum von Fleisch auf. Studienteilnehmer, die während dieser Zeit wenigstens einmal pro Woche Fleisch aßen, hatten ein deutlich höheres Diabetesrisiko als die Vegetarier. Ursächlich dafür sind, nach Ansicht von Wissenschaftlern, der hohe Anteil gesättigter Fettsäuren in Fleisch und Wurst. In einigen Studien konnte nachgewiesen werden, dass eine hohe Zufuhr gesättigter Fettsäuren die Wirksamkeit von Insulin im Körper behindert, was wiederum die Grundlage für die Entstehung des Diabetes mellitus ist.

*Vang A et al: Meats, processed meats, obesity, weight gain and occurrence of diabetes among adults: Findings from Adventist Health Studies; Ann Nutr Metab. 2008 Mar 18; 52(2): 96-104

Ein anderes Thema, welches nicht nur Gesellschaftswissenschaftlern Kopfzerbrechen und Sorgen bereitet, ist die zunehmende Unfruchtbarkeit von Männern und Frauen. Aufgrund von Ergebnissen einer 8-jährigen Studie*[1], die das Essverhalten von unfruchtbaren Frauen untersuchte, gaben Wissenschaftler der Harvard-Universität bekannt, dass der Ersatz tierischer Eiweiße in der Nahrung durch pflanzliche Proteine das Risiko der Unfruchtbarkeit reduzieren kann. In medizinischen Fachkreisen genießt die Universität Harvard einen guten Ruf, so bleibt zu wünschen, dass diese Erkenntnisse auch in der Beratung von Jugendlichen und jungen Ehepaare an Einfluss gewinnen. In einer weiteren Studie haben Wissenschaftler aus Harvard gemeinsam mit Ärzten eines Krankenhauses in Boston den Zusammenhang zwischen dem Verzehr von rotem Fleisch und dem Risiko für hohen Blutdruck genauer unter die Lupe genommen.

Während man noch vor einigen Jahren glaubte, dass Fleisch wichtiger Bestandteil der Ernährung sei, weiß man heute: Das Gegenteil ist der Fall! Fleisch ist ein Genussmittel und für den Großteil der heutigen Zivilisationskrankheiten wie Krebs, Gicht, Osteoporose, für Herz-Kreislauf-Erkrankungen, Diabetes und weiteren mitverantwortlich!
(Ärztegesellschaft zur Förderung der vegetarischen Ernährung)

Die Untersuchung*[2] von 28.766 Frauen ergab ein umso größeres Blutdruckrisiko, je mehr Fleisch gegessen wurde. Wurde mindestens 1–2-mal pro Tag Fleisch gegessen, so war das Risiko für das Auftreten einer arteriellen Hypertonie im Vergleich zu den Studienteilnehmerinnen, die kein Fleisch aßen, um 35 Prozent erhöht. Seit vielen Jahren ist bekannt, dass auch das Krebsrisiko durch den Verzehr von Fleisch erhöht wird. Beim Kochen, Braten und Grillen von Fleisch und Fisch entstehen Ammoniakverbindungen, die für die Entstehung von Krebserkrankungen mitverantwortlich sein können. Dies kann zu Darm-, Brust-, Prostata- und Nierenkrebs sowie zu Tumoren von Magen und Bauchspeicheldrüse führen. Doch nicht nur bei der

*1 Jorge E. et al: Protein intake and ovulatory infertility; American Journal of Obstetrics and Gynecology; Volume 198, Issue 2, February 2008, Pages 210.e1-210.e7
*2 Wang L et al: Meat intake and the risk of hypertension in middle-aged and older women; J Hypertens. 2008; 26(2):215-222

Zubereitung von Fleisch, sondern auch bei der Verdauung im Magen-Darm-Trakt können krebsauslösende chemische Verbindungen entstehen, die dann sowohl in der Speiseröhre und auch im Magen und Dickdarm Krebs auslösen können. So verwundert es auch nicht, dass Untersuchungen, die die Essgewohnheiten und die Entstehung von Krankheiten erforschen, aufgedeckt haben, dass in den Ländern, in denen am meisten Rindfleisch gegessen wird, auch die meisten Menschen an Brust- und Darmkrebs erkranken. Fleisch ist also nur „ein Stück Lebenskraft" für das Tier zu dem es gehört, nicht aber für den Menschen.

Milchprodukte

Trinken Sie Milch oder nehmen Sie Milchprodukte zu sich, um sich vor Osteoporose zu schützen, weil Ihnen Ihr Arzt dazu geraten hat? Hoffentlich erreichen Sie damit nicht genau das Gegenteil!

David Mark Hegsted, der lange Jahre eine Professur an der weltberühmten Harvard-Universität innehatte, kam bereits 1986 zu dem Schluss, dass Hüftfrakturen häufiger in Bevölkerungen vorkommen, in denen häufig Milchprodukte konsumiert werden und der Calciumkonsum relativ hoch ist.*[1]

Auch eine 12-jährige Untersuchung an über 77.000 amerikanischen Frauen kam zu dem Ergebnis, dass das Knochenbruchrisiko an Hüfte und Unterarm durch eine erhöhte Aufnahme von Milch oder Calcium aus anderen Nahrungsquellen nicht gesenkt werden kann.*[2]

Auch für das Immunsystem können sich unerwünschte Auswirkungen durch den Verzehr von Milch und Milchprodukten ergeben. In 19 Studien aus England, Griechenland, Holland, Italien, Finnland, Schweden, USA und Uruguay fand sich ein positiver Zusammenhang zwischen dem Verzehr von Milch und Milchprodukten und dem Auftreten von Prostatakrebs. Die Männer mit dem höchsten Konsum

*1 Hegsted DM: Calcium and osteoporosis. J Nutr. 1986 Nov;116(11):2316-9

*2 Feskanich D. et al., "Milk, Dietary Calcium, and Bone Fractures in Women: A 12-Year Prospective Study," American Journal of Public Health 87(1997): 992-97

von Milchprodukten hatten ein bis zu 4-mal höheres Risiko für metastasierenden und tödlich verlaufenden Prostatakrebs.*1 Bestätigt werden diese Ergebnisse durch eine Untersuchung an über 20000 Ärzten im Rahmen der amerikanischen Physicians' Health Study. Es stellte sich heraus, dass Ärzte, die täglich mehr als 600 mg Calcium aus Milchprodukten zu sich nahmen, ein über 30% höheres Prostatakrebsrisiko hatten als Ärzte, die 150 mg oder weniger verzehrten.*2 In Japan ist die Sterblichkeit durch Prostatakrebs nach dem 2. Weltkrieg linear um das 25-fache gestiegen, verbunden mit einem erhöhten Verzehr von Milch (20-fach), Fleisch (9-fach) und Eiern (7-fach).*3 Der anhaltende Konsum von Kuhmilch liefert eine große Menge an verzweigtkettigen Aminosäuren (BCAA), die die Insulinsekretion stimulieren und die Plasma-Insulinspiegel nach dem Essen erhöhen. Dies führt auch zu einer Erhöhung von Insulinähnlichen Wachstumsfaktoren (engl. Insulin-like growth factors, IGF), die gemeinsam mit den BCAAs und Insulin zentrale Singale für die Aktivierung von Enzymen sind, die das Wachstum von Prostatakrebszellen stimulieren.*4 Dieser durch die Milch ausgelöste Pathomechanismus, der das Wachstum von Prostatakrebszellen anregt, kann auch zu anderen ernährungsbedingten Krankheiten führen. Deshalb wird empfohlen, den Milchkonsum zu beschränken, um die Epidemie westlicher Krankheiten wie Fettleibigkeit, Diabetes mellitus, Krebs, neurodegenerative Erkrankungen und Akne zu verhindern.*5

Den insulinähnliche Wachstumsfaktor (IGF 1), ein Hormon, das natürlicherweise in Menschen und Kühen – und in jeder Milch – vorkommt, findet man in zunehmendem Maß in Milch von Kühen

---

*1 Chan JM, Giovannucci EL. Dairy products, calcium, and vitamin D and risk of prostate cancer. Epidemiol Rev. 2001;23(1):87-92

*2 Chan JM, Stampfer MJ, et al. : Dairy products, calcium, and prostate cancer risk in the Physicians' Health Study. Am J Clin Nutr. 2001 Oct;74(4):549-54

*3 Ganmaa D, Li XM, Qin LQ, Wang PY, Takeda M, Sato A. The experience of Japan as a clue to the etiology of testicular and prostatic cancers. Med Hypotheses. 2003;60:724–730

*4 Melnik BC, John SM, Carrera-Bastos P, Cordain L.: The impact of cow's milk-mediated mTORC1-signaling in the initiation and progression of prostate cancer Nutr Metab (Lond) 2012; 9: 74

*5 Melnik BC. Evidence for acne-promoting effects of milk and other insulinotropic dairy products. Nestle Nutr Workshop Ser Pediatr Program. 2011;67:131-45

vor, die mit einem synthetischen Wachstumshormon (bovine growth hormone = rBGH) behandelt werden*[1] . IGF 1 wird in mehreren Studien in Zusammenhang gebracht mit dem Auftreten von Brustkrebs, Darmkrebs und Lungenkrebs*[2].

Weitere Informationen über den Zusammenhang zwischen Milchkonsum und Brustkrebs bietet die Tierschutzorganisation „People for the Ethical Treatment of Animals (PETA)“ auf ihrer deutschsprachigen Internetseite (http://www.peta.de/web/milch_-.2376.html)

Die schädigende Auswirkung von Milch auf das Hormon- und Immunsystem kann man auch in der Beziehung zur Entstehung des Diabetes mellitus Typ I, der meist in der Kindheit beginnt, erkennen. Bevölkerungsstudien in verschiedenen Ländern zeigen einen starken Zusammenhang zwischen der Verwendung von Milchprodukten und dem Vorkommen von Diabetes Typ I. Als mögliche Ursache dafür entdeckten Forscher 1992, dass ein bestimmtes Milchprotein eine Autoimmunreaktion auslöst, wodurch die Insulin produzierenden Zellen der Bauchspeicheldrüse wahrscheinlich zerstört werden können*[3].

Der Typ-1-Diabetes, der meist im Kindesalter beginnt, ist nur ein Beispiel dafür, welches Gesundheitsrisiko Milchprotein, Milchzucker, Fett und gesättigte Fettsäuren in Milchprodukten für Kinder darstellen können. Eine Ernährung mit Milch und Milchprodukten kann darüber hinaus zur Entwicklung chronischer Krankheiten wie Fettleibigkeit, Arterienverkalkung und dadurch bedingte Herzkrankheiten beitragen.

Die amerikanische kinderärztliche Akademie empfiehlt, dass Kleinkinder unter einem Jahr keine Vollmilch erhalten sollten, da ein Eisenmangel bei einer Ernährung mit vielen Milchprodukten wahrscheinlicher wird. Kuhmilchprodukte weisen einen sehr geringen

---

*1 Epstein, Samuel S. Unlabeled milk from cows treated with biosynthetic growth hormones: a case of regulatory abdication. International Journal of Health Services, Vol. 26, No. 1, 1996, pp. 173-85

*2 Yu H, Rohan T. Role of the insulin-like growth factor family in cancer development and progression. J Natl Cancer Inst 2000;92:1472–89

*3 Karjalainen J, Martin JM, et al.: A Bovine Albumin Peptide as a Possible Trigger of Insulin-Dependent Diabetes Mellitus. N Engl J Med 1992; 327:302-307

Amerikanische Kinderärzte raten von dem Verzehr von Vollmilch ab, da dies einen Eisenmangel bei Kleinkindern begünstigt.

Eisengehalt auf. Wenn sie in der Ernährung eine Hauptrolle spielen, wird das Auftreten von Eisenmangel sehr viel wahrscheinlicher.

Die Antibiotika, mit denen die Kühe behandelt werden, können durch das Blut der Mutter in Ihre Brustmilch und dann zum Baby gelangen. Hinzu kommt, dass auch Lebensmittelallergien verbreitet auf den Konsum von Milchprodukten zurückzuführen sind, insbesondere bei Kindern. Daraus können eine chronische Verstopfung bei Kindern, Darmentzündungen, Koliken und starke Schmerzen beim Stuhlgang entstehen. Dies sind Ergebnisse und Schlussfolgerungen, die im „New England Journal of Medicine" bereits 1998 veröffentlicht wurden*[1].

Darüber hinaus ist Kuhmilch die häufigste Ursache von Allergien bei Kindern und wird in Zusammenhang gebracht mit dem Auftreten von Akne, Übergewicht, Belastung des Lymphsystems mit Mandeln, Blindarm und Lymphknoten, chronischen Mittelohrentzündungen, Autismus und einer Anzahl weiterer Krankheiten.

Fisch

Die tägliche Quecksilberaufnahme unterliegt großen individuellen Schwankungen und ist abhängig von der Anzahl und der Beschaffenheit der Amalgamfüllungen, vom Fischkonsum und weiteren Faktoren. Besondere Beachtung sollte hierbei auf die Belastung der Nahrung mit Quecksilber gelegt werden, denn die so aufgenommene Menge kann ein Vielfaches dessen betragen, was über Zahnfüllungen aufgenommen wird. Amerikanische Forscher konnten bereits 2002*[2] nachweisen, dass der Fischkonsum zu einer erhöhten Quecksilberbelastung und zu einer damit verbundenen erhöhten Herzinfarktgefahr führt. Die angeblich herzschützende Wirkung der

*1 Iacono G., Cavataio F., Montalto G., et al. Intolerance of Cow's Milk and Chronic Constipation in Children. N Engl J Med 1998; 339:1100-1104

*2 Guallar E, Sanz-Gallardo MI, van't Veer P, Bode P, Aro A, Gómez-Aracena J, Kark JD, Riemersma RA, Martín-Moreno JM, Kok FJ; Heavy Metals and Myocardial Infarction Study Group.Mercury, fish oils, and the risk of myocardial infarction. N Engl J Med. 2002 Nov 28;347(22):1747-54

Omega-3-Fettsäuren, die in Fischöl enthalten sind, kann durch Quecksilber zunichtegemacht werden. Dies zeigt eine Untersuchung von 1408 Menschen aus 8 europäischen Ländern und Israel*[1]. Kinder, die Fisch essen, wie dies in asiatischen Ländern weit verbreitet ist, haben bereits eine bis zu 3-mal höhere Quecksilberbelastung als Kinder mit fischfreier Ernährung. Unter dem Titel „Warnung vor Quecksilber im Speisefisch. Die schleichende Vergiftung" erschien am 22. Mai 2010 ein Artikel in der „Süddeutschen Zeitung". Darin warnen 37 internationale Quecksilber-Spezialisten, die von 1150 Wissenschaftlern unterstützt wurden, vor einer unkontrollierten Queck- silberbelastung durch den Verzehr von Fisch. Ihr Appell richtet sich vor allem an Risikogruppen wie Kinder und Frauen im gebärfähigen Alter. Durch den Fischkonsum steigt das Risiko für Herz-Kreislauf-Erkrankungen und vorgeburtliche Schäden unnötigerweise an. Obwohl das Bundesinstitut für Risikobewertung als Reaktion auf den Appell der Wissenschaftler teilweise Entwarnung gibt, weil die Grenzwerte für Quecksilber bei den beliebtesten Fischarten der Deutschen angeblich eingehalten werden, sehe ich dies eher skeptisch. Dies besagt doch nur, dass Quecksilber in den Fischen vorhanden sein darf, solange es eine gewisse Höchstkonzentration nicht überschreitet. Doch was bewirkt dieses Quecksilber zusammen mit einer gewissen Menge Blei im Trinkwasser, Aluminium in Impfstoffen und Cadmium aus phosphatgedüngtem Gemüse im Körper eines Menschen?

Jeder gesundheitsbewusste Mensch weiß, dass Quecksilber, Blei, Cadmium, Palladium, Nickel und andere Schwermetalle ab einer gewissen Konzentration für den Menschen sehr schädlich und giftig sein können. Bei der Abschätzung des gesundheitlichen Risikos durch Schwermetalle macht man jedoch häufig einen schweren Fehler: man bezieht sich meist nur auf die Wirkung eines einzelnen Metalls! So berechnet man den Bleigehalt im Wasser und sagt, er sei gesundheitlich noch vertretbar. Man misst den Bleigehalt und den

*1 Guallar E, Sanz-Gallardo MI, van't Veer P, Bode P, Aro A, Gómez-Aracena J, Kark JD, Riemersma RA, Martín-Moreno JM, Kok FJ; Heavy Metals and Myocardial Infarction Study Group.Mercury, fish oils, and the risk of myocardial infarction. N Engl J Med. 2002 Nov 28;347(22):1747-54

Cadmiumgehalt im Gemüse und sagt, er sei noch tolerierbar. Man misst den Nickelgehalt in Schokolade und sagt, er sei gesundheitlich nicht zu beanstanden. Man kennt den Aluminiumgehalt von Deos, Zahnpastas und Medikamenten und sagt, daraus ergebe sich kein Gesundheitsrisiko. Man sagt, das Quecksilber in Amalgamfüllungen reiche nicht aus, um Krebs oder Bluthochdruck oder Demenzen vom Alzheimertyp hervorzurufen. Auch Fisch sei unbedenklich – zumindest in Deutschland –, weil dort die Grenzwerte für Quecksilber eingehalten werden. Dabei wird leider übersehen, dass es durchaus keine Ausnahme ist, dass ein Mensch mit Amalgamfüllungen Wasser trinkt, welches eine Bleibelastung aufweist, Fisch isst, welcher quecksilberbelastet ist, Schokolade isst, die Nickel enthält, seine Zähne mit einer aluminiumhaltigen Zahnpasta putzt und ein Deo benutzt, welches ebenfalls Aluminium oder Titan enthält. Daraus können sich Wechselwirkungen und gegenseitige Verstärkungen ergeben, deren ganzes Ausmaß noch gar nicht bekannt ist. Man geht bereits davon aus, dass durch die gleichzeitige chronische Zufuhr verschiedener Metalle bestehende Krankheiten verschlechtert oder schlummernde Beschwerden geweckt werden können.

Es gibt viele Möglichkeiten mit Schwermetallen im täglichen Leben in Kontakt zu kommen: durch Trinkwasser, Fisch, güllegedüngtes Gemüse, Toner von Laserdruckern, Medikamente, exotische Tees und Kräuter, Kinderspielzeug aus China, Kleidung und viele weitere Gebrauchsgegenstände und Konsumgüter.

Durch einen geeigneten Test kann man die Schwermetallbelastung des Körpers messen. Liegt eine Belastung vor, die zur Krankheitsentstehung beitragen kann, so besteht die Möglichkeit, diese durch eine gezielte Behandlung mit Chelat- und Komplexbildern zu behandeln.

Weitere Bücher des Autors

- Jennrich P.: SCHWERMETALLE – Ursache für Zivilisationskrankheiten. CO´MED Verlagsgesellschaft. Hochheim 2007. ISBN 978-3934672260
- Jennrich P.: „DAS HAT MIR GEHOLFEN!" – Schwermetallentgiftung als Basistherapie chronischer Krankheiten. Aurum Verlag, Bielefeld 2012. ISBN 978-3-89901-661-1

Literaturhinweise und Quellen

- Angerstein J.H.: Die Essig-Hausapotheke, Weltbild Verlag, Augsburg, 1997
- Batmanghelidj F.: Sie sind nicht krank, sie sind durstig: Heilung von innen mit Wasser und Salz, 12. Auflage, VAK-Verlag, 2012
- Böhmig U.: Heilmittel Ernährung 1985, ORAC Verlag Wien
- Brazzo M.: Viszerale Automobilisation. Osteopathie für die Inneren Organe, Urban & Fischer, 2004
- Burgersteins Handbuch Nährstoffe, 12. Auflage, Haug Verlag, 2012
- Gabriele: Das tierfreundliche Kochbuch – Hin zur Natur, 3. Auflage, Verlag DAS WORT Marktheidenfeld, 2004
- Feichtinger T., Mandl E., Niedan-Feichtinger S.: Handbuch der Biochemie nach Dr. Schüßler, 5. Auflage, Haug Verlag Stuttgart, 2011
- Friebel G.: Gesundheit fast zum Nulltarif. Ariane Verlag Königstein, 5. Auflage, 1994
- Gleditsch J.M.: Reflexzonen und Somatotopien, Vom Mikrosystem zu einer Gesamtschau des Menschen, 9. Auflage, Urban & Fischer Verlag München, 2005
- Gröber U.: Der Taxofit Vitalstoff-Check, Knaur Verlag, 2004
- Gröber U.: Mikronährstoffe, Metabolic Tuning-Prävention-Therapie, Wissenschaftliche Verlagsgesellschaft Stuttgart, 3. Auflage, 2010
- Hirsch, S.; Grünberger F.: Die Kräuter in meinem Garten, Freya Verlag, 2006
- Kaufhold, P.: Modernes und traditionelles Wissen der Pflanzenkunde: Phyto Magister 1, Basisband, Weltbild Verlag, 2007

- Kellenberger Ch. u. R.: Äußere Anwendungen der Mineralstoffe nach Dr. Schüßler, Berühren und Berührtwerden, 2. Auflage, AT Verlag Aarau und München, 2005
- Keller E.: Das Handbuch der ätherischen Öle, Goldmann Verlag München, 2001
- Kranzberger B.; Mair, St.: Handbuch der Heilpflanzen. Über 200 Pflanzenmonographien, Vorkommen, Wirkung, Anwendung, Bechtermünz Verlag Augsburg, 2002
- Münzing-Ruef I.: Kursbuch gesunde Ernährung, Die Küche als Apotheke der Natur, Verlag Zabert Sandmann GmbH, München, 1999
- Pamplona Roger J. D.: Die große Saatkorn Gesundheitsbibliothek
  Heilkräfte der Pflanzen Band I
  Heilkräfte der Pflanzen Band II
  Heilkräfte der Nahrung Band II
  Heilkräfte der Nahrung Band III
  Saatkorn Verlag Lüneburg, 1998/1999
- Polunin, M.: Die 50 besten Lebensmittel für Ihre Gesundheit, Garant Verlag, Renningen, 2007
- Rauch E.; Kruletz P.: Natürlich gesund mit Heilkräuterkuren. Haug Verlag, 2002
- Schleimer J.: Salze des Lebens, Praxis der Biochemie nach Schüßler mit homöopathischer Ergänzung, 3. erweiterte Auflage, Sonntag Verlag Stuttgart, 2002
- Schmidt/Lang/Heckmann: Physiologie des Menschen, 31. Auflage, Springer Verlag, 2010
- Schneider E.: Nutze die Heilkraft unserer Nahrung, Saatkorn Verlag Hamburg, 23. Auflage
- Scholz P.: Brottrunk – Gesundheit aus dem Getreidekorn. Fit für's Leben-Verlag, Weil der Stadt 2. Auflage, 2001
- Schüßler, Wilhelm Heinrich: Eine abgekürzte Therapie, Schulzesche Hof-Buchhandlung und Hof-Buchdruckerei Oldenburg und Leipzig, 1898
- Robert. B. Tisserand „Aromatherapie – Heilung durch Duftstoffe" esotera Taschenbuch, Verlag Hermann Bauer, Freiburg im Breisgau, 2. Auflage, 1994

- Valnet J.: Aromatherapie, Wilhelm Heyne Verlag München, 1996
- Yeager S.: Das Ärztebuch der Heilkraft unserer Lebensmittel, Bechtermünz, 2002

www.eesom.com
www.milch-den-kuehen.de
www.fleisch-macht-krank.de
www.naturheilkunde-fuer-alle.de
www.tierversuchsfreie-medizin.de